DES

QUATRE SENS DU TOUCHER

ET EN PARTICULIER DE LA

MUSCULATION OU SENS MUSCULAIRE

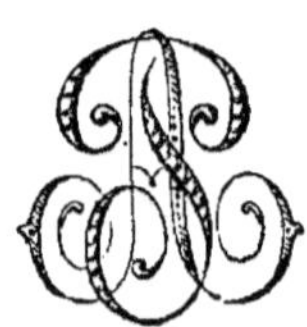

A. PARENT, imprimeur de la Faculté de Médecine, rue Mr-le-Prince, 31.

DES

QUATRE SENS DU TOUCHER

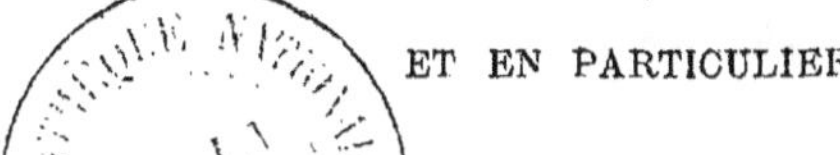

ET EN PARTICULIER

DE LA

MUSCULATION OU SENS MUSCULAIRE

PAR

Paul DUBUISSON,

Docteur en médecine de la Faculté de Paris.

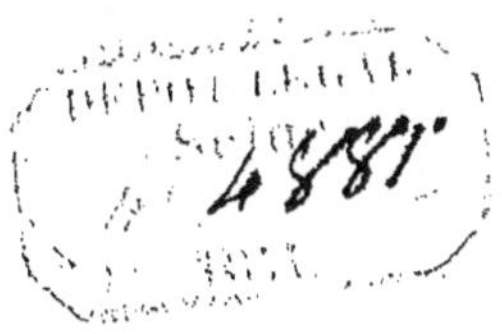

PARIS

ERNEST LEROUX, LIBRAIRE-ÉDITEUR

28, rue Bonaparte. 28.

1874

QUATRE SENS DU TOUCHER

ET EN PARTICULIER DE LA

MUSCULATION OU SENS MUSCULAIRE

CHAPITRE PREMIER

CONSIDÉRATIONS GÉNÉRALES

La question des sens du toucher n'est pas nouvelle assurément; cependant l'opinion est encore si peu faite à
son égard que la discussion demeure plus vive que jamais.
Les traités de physiologie les plus autorisés ne l'abordent
pas ou la déclarent oiseuse; et cependant chaque jour voit
croître le nombre des arguments contraires à l'unité d'un
sens qui ne se maintient aujourd'hui que par la force de
la tradition et le respect du passé. Une théorie n'est acceptable qu'autant qu'elle n'est pas en contradiction avec
les faits. Le toucher, *sens unique*, n'avait jamais clairement
expliqué la multiplicité de ses fonctions ; il bénéficiait simplement du vague, de l'obscurité qui l'entourait ; le jour
où la pathologie est venue lui demander compte de faits
prouvant jusqu'à l'évidence que cette unité n'existait pas,

cette unité ne s'en est pas relevée, et la question aujourd'hui est surtout de savoir quels sens doivent la remplacer. Nous ne saurions avoir, dans cette discussion, la prétention d'apporter une opinion personnelle; notre rôle nous semble déjà suffisamment difficile, si nous défendons l'une des opinions émises, et toute notre ambition est de résumer aussi complètement que possible les arguments que nous trouvons en sa faveur.

L'historique de la question n'est plus à faire. Landry, dans son traité des paralysies, l'a fait avec tout le développement et toute l'impartialité convenables. En dehors du *sens musculaire* qui avait déjà suscité un certain nombre d'observations et dont on retrouve l'origine jusque chez Bichat, comme nous le montrerons plus tard, il faut arriver à Gerdy pour voir naître des distinctions entre les différentes sensations qui se partagent le toucher. Gerdy, malheureusement, en multipliant outre mesure ces distinctions, a ôté de la valeur aux raisons qu'il faisait valoir en faveur de plusieurs. En outre, se tenant complètement en dehors de l'observation pathologique, il s'est privé par là même des meilleures preuves qu'il pût donner de la réalité de son hypothèse. Ces faits pathologiques, Landry les a le premier apportés dans le petit mémoire qu'il publia en 1852, quand il était encore interne des hôpitaux, dans le service de M. Sandras, à Beaujon. Depuis lors, ils se sont accumulés, et véritablement il y a peu de sujets capables d'offrir aux chercheurs un choix plus riche d'observations.

Mais, comme nous le disions en commençant, à mesure que les esprits se sont portés sur ce sujet, les divergences d'opinion se sont fait jour, si bien qu'il règne aujourd'hui plusieurs hypothèses sur la matière : tandis que M. Beau, antérieur de quelques années à Landry, n'admet, comme d'autres, que deux sens dans le toucher, celui de la *douleur* et celui du *toucher proprement dit ;* tandis que Gerdy en admet un nombre presque illimité, Landry admet quatre sens, celui de la *douleur*, celui du *tact*, celui de la *température*, et celui de l'*activité musculaire ;* enfin les auteurs des *Archives de physiologie* reconnaissent généralement cinq sens spéciaux dans le toucher : Ce sont les quatre sens de Landry, auxquels ils ajoutent le sens du *chatouillement*. Il n'est pas contraire à la vérité de dire qu'aujourd'hui le plus grand nombre des médecins est rallié à cette manière de voir, et, dans la plupart des observations d'anesthésie cutanée que l'on rencontre dans les ouvrages périodiques, journaux ou revues, ces cinq sensations sont toujours notées séparément, et les auteurs ne les discutent même plus. C'est une sorte d'opinion courante.

De ces diverses opinions, nous ne prétendons en défendre aucune. Celle de Landry nous paraît entre toutes la plus acceptable ; mais il admet un sens que nous ne pouvons reconnaître et il en oublie un dont l'existence nous semble démontrée. L'hypothèse, qui nous semble la plus proche de la vérité (car nous ne pouvons jamais nous flatter de l'atteindre) est celle qu'Auguste Comte, s'appuyant sur les idées de Blainville, a formulée dans le quatrième volume de sa *Politique positive :*

« Cette recherche, dit-il, exige l'énumération préalable des sens proprement dits. Or, je crois devoir finalement en reconnaître huit vraiment distincts, un général, le *tact*, et sept spéciaux ; la *musculation*, la *gustation*, la *calorition*, l'*olfaction*, l'*audition*, la *vision*, et l'*électrition*. Je range ceux-ci, d'après Gall et Blainville, suivant leur spécialité croissante, conforme à celle des phénomènes correspondants, et mesurés par l'avénement successif dans l'échelle animale. Les deux extrêmes exigent seuls un éclaircissement particulier. Envers le premier, j'adopte essentiellement l'opinion de Blainville, qui le sépara du sens général de pression, en lui réservant l'appréciation directe des efforts musculaires et de la fatigue qu'ils suscitent. Quant au dernier, son peu de développement habituel chez l'homme ne doit pas empêcher de lui reconnaître une existence distincte, très-prononcée dans certains animaux, et plus ou moins commune à tous les vertébrés. Pour chacun des huit sens, il faut admettre des nerfs propres, moins appréciables, mais autant indépendants que ceux de la vue et de l'ouïe..... »

Telle est cette hypothèse, qui, de l'aveu même de Comte, appartient principalement à Blainville. On sait que du cours de physiologie que celui-ci fit à la Sorbonne à une époque bien antérieure aux travaux de Gerdy, de Landry et de leurs successeurs, une très-faible partie seulement a été publiée, si bien que rien ne doit moins étonner que l'oubli profond où seraient tombées ses idées sur ce point capital de physiologie, si Comte, son auditeur assidu, en même temps que son ami et son admirateur, n'avait pris soin de les recueillir.

C'est cette hypothèse que nous adoptons, et que, dans la mesure de nos forces, nous voudrions défendre, malgré l'absence totale d'arguments où Comte l'a laissée, puisqu'il se réservait de la reprendre plus tard et de la développer dans un traité que la mort ne lui a pas permis de commencer. D'ailleurs nous ne serons pas absolument seuls dans cette tâche : Nous avons à côté de nous l'excellent livre qu'a publié, il y a quelques années, *sur le cerveau et l'innervation* le docteur Audiffrent, qui le premier, après Comte, a reproduit cette hypothèse et l'a développée. Nous ne nous ferons pas faute d'y puiser à l'occasion (1).

____

(1) Peut-être est-il convenable, une fois pour toutes, de s'expliquer sur la terminologie employée dans le passage cité d'A. Comte, et dont nous comptons nous servir. Nous savons que ceux qui le connaissent mal lui ont souvent reproché l'abus des mots nouveaux : c'est vraiment là un

Il est très-certain que Blainville et Comte, n'ont pas été amenés à cette manière de voir par les raisons qui ont déterminé la conviction des physiologistes contemporains. L'un et l'autre ignoraient probablement que les recherches pathologiques venaient en grande partie confirmer leur hypothèse. Ce sont des raisons d'ordre supérieur, dominant, pour ainsi dire le débat, qui ont dû les conduire à penser comme ils l'ont fait. Des considérations tirées de la nature humaine et du monde extérieur, ou, comme Comte le fait soupçonner, empruntées à la philosophie zoologique, leur ont suffi pour émettre une opinion dont la réalité ne semble pas douteuse depuis que la pathologie et la physiologie sont venues confirmer cette hypothèse toute rationnelle. Telle est en effet la principale valeur des documents accumulés par l'observation ; c'est une valeur purement confirmative. Leur demander de servir d'unique base à des théories où n'entrerait aucune autre consi-

reproche bien immérité, car on compterait au plus trois ou quatre mots nouveaux introduits par lui dans le langage pour revêtir des idées nouvelles. Mais dans le cas présent, il y aurait double injustice à lui faire ce reproche : en premier lieu, il n'est aucunement certain que ces expressions soient de lui, elles peuvent être tout aussi bien de Blainville, qui, sous ce rapport, a montré une audace peu commune, comme en témoignent le tableau de sa classification zoologique, et tous ses ouvrages. En second lieu, si jamais dénominations furent nécessaires et justifiées, ce sont les présentes. *Sens de l'activité musculaire, sens de la température,* comme on le voit à chaque ligne dans les auteurs, ne sont vraiment pas des expressions satisfaisantes. Si l'on dit souvent : le sens de la vue, le sens de l'ouïe, on dit aussi la vue et l'ouïe pour exprimer la même pensée, mais direz-vous la *température* pour exprimer le sens de la température ou l'*activité musculaire* pour exprimer le sens de l'activité musculaire ? Evidemment non. Pourquoi donc, si l'idée nouvelle répond à quelque chose de réel, de démontré, reculer devant la création d'un mot nécessaire. C'est ce qu'on a fait de tout temps et ce qu'ont fait Blainville et Comte : et puisqu'il y avait déjà dans le langage, pour la terminologie des sens, des mots à terminaison fixe comme vision, audition, olfaction, etc., ils ont continué la série en créant de même *calorition, électrition, musculation.* Le mot *tact* existait avec un sens trop bien défini pour qu'il fût utile de le modifier : ils l'ont gardé.

dération supérieure, c'est s'exposer à faire de mauvaises théories, parce que rien n'est plus fréquent qu'une observation mal prise : non pas que l'observateur ne soit souvent un homme de très-grande intelligence et de très-bonne foi ; mais les phénomènes biologiques, surtout en ce qui concerne le système nerveux, sont d'une telle complication et si mal connus encore, que personne n'oserait se vanter d'avoir assez bien réuni tous les éléments du problème, pour que la solution ne puisse échapper.

Notre conviction est donc qu'il existe, au-dessus des faits pathologiques ou physiologiques des raisons suffisantes pour fixer l'opinion dans le sujet qui nous occupe ; et, sans prétendre que notre raisonnement est celui de Blainville et de Comte, nous allons dire ce qui nous porte à considérer comme la plus vraisemblable de toutes l'hypothèse qu'ils nous ont laissée.

Oublions un instant tout ce que nous connaissons de nos sens, de leur nombre, des appareils qui les constituent, du mécanisme des sensations. Occupons-nous uniquement des notions dont nous leur sommes redevables, de ces notions élémentaires, d'où sortiront, par un travail cérébral ultérieur, les connaissances les plus compliquées, mais qui, dans leur état de simplicité première, sont communes à l'homme et à la plupart des vertébrés. La *forme* des corps, leur *pesanteur*, qui nous donne l'idée de force, de résistance ; leur *élasticité,* source des vibrations que nous remarquons en plusieurs et qui produisent le son, leur *couleur*, leur *odeur*, leur *saveur*, leurs propriétés *électromagnétiques* et *thermiques* sont les seules propriétés que nous y distinguions et dont la notion nous soit communiquée par nos sens. Une science s'occupe particulièrement de ces propriétés et de leurs lois : c'est la *physique*. Ouvrez un traité quelconque de physique et vous y rencontrerez autant de chapitres que nous venons d'énumérer de propriétés. Si la propriété de *forme* ne s'y trouve pas étudiée, c'est qu'elle crée une science à elle seule sous le nom de géométrie. Quant à la théorie des *saveurs* et des *odeurs*, dont la place est marquée dans ces traités, si le plus souvent elle est vide, c'est que les moyens dont nous disposons pour arriver en ce qui les concerne à quelques notions satisfaisantes, sont probablement insuffisants. Nous possédons, comme on le voit, huit notions élémentaires correspondant à autant de propriétés que possèdent les corps. Personne ne saurait nier que si nous regardons comme distinctes ces huit propriétés, c'est que chacune d'elles nous fait éprouver une sensation spéciale, *sui generis*, qui n'a rien de commun avec les autres ; une sensation de couleur n'est pas une sensation de chaleur, ni de son, ni d'électricité, ni d'odeur.

Il est rare, à la vérité, que l'une de ces sensations soit éveillée par un objet, sans que quelque autre ne le soit au même instant par le même objet ; une sensation de tact peut s'accompagner d'une sensation de chaleur ou d'électricité, une sensation d'odeur peut accompagner une sensation de saveur ou de lumière ; mais ce ne sont que des sensations combinées et qui le peuvent être à l'infini, sans se confondre jamais. Il n'est pas naturel que les propriétés des corps nous apparaissent isolément ; le cerveau seul a la puissance de réaliser cette abstraction, et de nous faire considérer l'une de ces propriétés indépendamment de toutes les autres. Elles se manifestent généralement par groupes, éveillant autant de sensations. Si l'une d'elles ne nous communiquait pas cette sensation spéciale, on conviendra qu'elle serait immédiatement classée ou partagée entre les autres sensations. Si, par exemple, nous n'éprouvions pas une sensation spéciale en présence des phénomènes calorifiques, on doit croire que la notion de chaleur n'existerait probablement pas, et que les phénomènes qui s'y rapportent ou demeureraient simplement pour nous des phénomènes lumineux, puisque la chaleur est presque toujours accompagnée de lumière, ou seraient rangés parmi les phénomènes mécaniques, à cause des dilatations que la chaleur provoque dans les corps. Il en serait de même pour l'électricité et la pesanteur. D'autre part, peut-on admettre qu'il existe quelque rapprochement entre plusieurs de ces sensations distinctes ; que certaines se ressemblent plus entre elles qu'elles ne ressemblent aux autres ; que quelques-unes pourraient être considérées comme des sensations d'intensité différente ou des sensations combinées... etc.? Nous ne le croyons pas ; on chercherait vainement à le démontrer.

On convient donc que nous sommes susceptibles d'éprouver en présence du monde extérieur huit sensations simples, spéciales, irréductibles. Ce sont nos sens, avons-nous dit, qui nous procurent ces huit sensations ; nous ignorons leur nombre, mais nous savons cependant que plusieurs ont des appareils particuliers, très-compliqués et incapables de produire autre chose que les sensations propres à chacun de ces sens. Qui ne sait, avant toute étude, que l'œil ne donne que des sensations de lumière et que l'oreille ne communique que des sensations de sonorité (1)? Ainsi, avant toute connaissance anatomique et

(1) Nous n'ignorons pas qu'on a prétendu que le tact percevait différentes sensations comme le vue différentes couleurs, comme l'ouïe différents sons ? Mais y a-t-il réellement, quoi qu'en pense M. Longet, qui a fourni cet argument, une aussi grande analogie qu'il veut bien le dire entre les deux cas ? N'y a-t-il pas une différence plus grande entre deux notions tactiles, qu'entre deux notions gustatives, optiques..., etc ? C'est notre opinion ; mais il y a plus : en ce qui concerne, par exemple, les notions acoustiques, ne sait-on pas, depuis les travaux de M. Helmholtz, que des phénomènes qui paraissaient d'abord très-compliqués, comme le *timbre*, sont réduits aujourd'hui aux phénomènes les plus élémentaires, et ne semble-t-il pas que l'appareil chargé de recueillir les sensations correspondantes doive nous en apparaître d'autant plus simple et bénéficier,

physiologique quelconque, nous savons, d'une part, que nous éprouvons huit sensations distinctes, étrangères les unes aux autres, et d'autre part que deux d'entre elles au moins sont recueillies par des appareils spéciaux? Quelle sera, en cette circonstance, l'hypothèse la plus simple que l'on puisse faire? Ne sera-ce point qu'à chacune des sensations doit correspondre un appareil, autrement dit un sens spécial? Pourquoi la sensation de chaleur ou de tact n'aurait-elle pas son appareil propre, puisque la couleur a le sien, puisque le son a le sien? Est-il moins de différence entre le tact et la chaleur qu'entre le son et la lumière, entre la pesanteur et la chaleur qu'entre le tact et l'électricité? Est-il une hypothèse plus naturelle que celle qui consiste à admettre autant de sens spéciaux que de sensations spéciales, et autant d'appareils que de sens? Hé bien, non : l'hypothèse qui a triomphé jusqu'à nos jours est celle qui confine dans un même sens, dans un même appareil quatre de ces sensations : celle de pesanteur ou de résistance, celle de chaleur, celle d'électricité, celle de forme ou de tact, comme on voudra. Qu'ont de commun ces quatre sensations? Qui a pu porter nos prédécesseurs à les confier au même sens? C'est qu'elles sont propres à toute la surface cutanée ; c'est que tous les points du corps, à peu près, sont sensibles aux différents excitants qui provoquent ces différentes sensations ; c'est que les appareils qui les portent à l'encéphale n'ont point la complication des appareils de la vue et de l'ouïe, et que leurs organes terminaux sont tellement infimes qu'ils échappent à

pour ainsi dire, de cette réduction ? Et quand bien même des conditions de combinaison ou d'intensité ne suffiraient pas à nous rendre compte des sensations si diverses que perçoivent ces appareils, ne sommes-nous pas encore libres de supposer, comme le fait M. Helmholtz, qu'à chaque sensation spéciale correspond un filet nerveux spécial ? Il y a certainement plus de logique dans cette hypothèse que dans celle qui dote gratuitement un même nerf de quatre fonctions à la fois.

notre observation directe. Si l'on songe cependant que ces appareils doivent être des appareils de défense, que chaque point de notre enveloppe cutanée, pour ainsi dire, doit en être munie, n'est-il pas absurde de vouloir qu'ils dépassent la mesure que nous leur connaissons ; et notre ignorance en ce qui concerne leur anatomie doit-elle nous porter à admettre que chacun d'eux si simple, si misérable, soit chargé de quatre fonctions différentes, dont trois au moins de premier ordre, tandis que des appareils compliqués, comme ceux de l'ouïe et de la vue ne fournissent jamais qu'une même sorte de sensation, quel que soit l'excitant qu'on ait employé. Il est une loi que Georget a formulée. il y a cinquante ans, et qu'il a appelée : *loi de l'organisme*. Cette loi, qui s'applique peu aux êtres inférieurs, se vérifie de plus en plus, à mesure qu'on monte dans l'animalité ; chez l'homme elle ne souffre guère d'exceptions, et si pour quelques fonctions de médiocre importance elle semble éludée, elle est certainement vraie pour toutes les fonctions supérieures et pour les plus hautes de toutes, les fonctions du système nerveux : « *Tout organe*, suivant Georget, *n'est chargé que d'une fonction*; *toute faculté est attachée à un organe.* »

Il est certain que ces raisons ne sauraient émouvoir profondément ceux qui ne se laissent convaincre que lorsqu'il leur est permis de voir et de toucher ; cependant nous estimons qu'elles peuvent au moins rendre ce service de diriger l'exploration physiologique et pathologique, qui, livrée à elle-même, court si souvent le risque de s'égarer. En ce qui nous concerne, nous avons entrepris cette étude en prenant pour guide les considérations qui précèdent. Avant de rechercher si la pathologie et la physiologie étaient d'accord avec notre hypothèse, nous avons admis l'existence de quatre sens distincts dans le toucher, répondant à quatre sensations également distinctes, en rapport avec les quatre propriétés correspondantes que nous rencontrons dans les corps ; ce sont :

1° Le sens du *tact*, répondant à la sensation et à la propriété de *forme* ;

2° Le sens de la *musculation* (ou sens musculaire) répondant à la sensation et à la propriété de *pesanteur*, qui nous procure l'idée de force ;

3° Le sens de la *calorition*, répondant à la sensation et à la propriété de *chaleur* ;

4° Le sens de l'*électrition*, répondant à la sensation et à la propriété d'*électricité*.

Alors seulement nous avons demandé aux innombrables travaux que ce sujet a fait naître, de confirmer ou d'infirmer cette hypothèse qui est celle de Blainville et de Comte. Notre conviction est, que tout ce qu'ont relaté, depuis vingt-cinq ans, dans leurs observations, les pathologistes les plus éminents, vient confirmer d'une façon éclatante cette hypothèse toute subjective. Il est inutile d'instituer des expériences nouvelles, de recueillir au lit du malade de nouvelles observations : ce qui a été publié suffit. C'est donc une sorte de voyage au travers de ces observations que nous allons entreprendre, quêtant des arguments à l'appui de notre hypothèse. Mais il est bon auparavant de fixer brièvement les différents points du débat, afin de ne pas se livrer à des divagations inutiles et faire plus de chemin qu'il n'en faut pour arriver au but.

Le débat est plus réduit qu'on ne serait tenté de le croire. On chercherait vainement sur quelle argumentation s'appuient ceux qui tiennent pour l'unité du sens tactile : elle n'existe pas. Ils se contentent de garder la position qu'une longue tradition leur a assurée et de cribler d'objections les adversaires qui l'assiégent. Si on leur demande où sont leurs titres, ils répondent simplement : où sont les vôtres ? Ils sont forts de ce que nos connaissances en anatomie et en physiologie sont encore trop insuffisantes pour apporter en notre faveur le poids de faits incontestés. Mais nous prouverons que, sur ce point, la partie est égale entre nous et nos contradicteurs, qu'on ne saurait s'appuyer sur des connaissances aussi imparfaites pour défendre l'hypothèse que nous combattons; qu'elles se prêtent tout aussi bien à la défense de la nôtre, que de ce côté enfin le champ est libre. Alors nous en aurons fini avec ceux qui tiennent pour l'unité du toucher, car chaque fait pathologique va devenir un argument contre eux; leur hypothèse n'expliquera plus rien, elle tombera d'elle-même. Mais la lutte va s'établir entre les partisans de la pluralité des sens du toucher. Nous sommes d'accord avec eux sur trois sens : la *musculation* ou sens musculaire, la *calorition* ou sens de la température, et le *tact*; mais tous admettent un sens de *douleur* que nous ne pouvons accepter; et quelques-uns un sens du *chatouillement*, qui ne nous semble pas mieux fondé. D'autre part, aucun ne parle de l'*électrition*, qui ne nous paraît pas contestable. Nous n'aurons donc que peu de choses à dire sur les points où l'accord est fait; mais nous nous arrêterons davantage sur l'*électrition*, et nous traiterons spécialement du chatouillement et de la douleur pour exposer les raisons qui nous les font rejeter du nombre des sens.

CHAPITRE II

ANATOMIE ET PHYSIOLOGIE

Avant tout donc, il faut déblayer le terrain de la question d'anatomie et de physiologie, la seule qui offre un refuge aux partisans de l'unité du toucher.

M. Longet, partisan de cette unité, a formulé en quelques lignes l'ensemble des objections anatomiques et physiologiques qu'on peut opposer à l'opinion contraire :

« Pour chaque sensation spéciale, dit-il, il existe un nerf de sensibilité spéciale, se rendant à un point particulier des centres nerveux. Où trouve-t-on, dans les nerfs du toucher, des fibres spéciales pour les diverses sensations et aboutissant à des points différents des centres nerveux ? » Et plus loin : « Jamais, dit-il, le plus habile expérimentateur n'est parvenu à séparer, dans un même rameaux nerveux, des filets pour la sensation de température, d'autres filets pour la sensation de contact. »

Tout appareil sensoriel se compose de trois parties :

    1° Un organe où se fait l'impression ;
    2° Un organe conducteur de cette impression ;
    3° Un organe de perception.

I. — Voyons d'abord si ce que nous savons de *l'organe d'impression* est particulièrement favorable à l'hypothèse que nous combattons. Nous ouvrons l'anatomie de M. Sappey, l'un des plus considérables et des plus consciencieux ouvrages qui aient jamais été écrits sur la matière, et voici ce que nous rencontrons au sujet des nerfs de la peau :

« Les nerfs se prolongent jusque dans l'épaisseur et même jusqu'au sommet de certaines papilles. Mais, dans la plupart, ils font défaut ; ou du moins il n'a pas été possible jusqu'à présent de constater leur présence. A cette dernière classe appartiennent : 1° les papilles de la tête, du cou et du tronc ; 2° celles de l'épaule, du bras et de l'avant-bras ; 3° celles de la cuisse et de la jambe ; 4° enfin celles de la face dorsale du pied et de la main. Dans toutes ces régions, le système nerveux périphérique s'arrête à la base du corps papillaire et se termine par un riche réseau dont les mailles s'entremêlent au plexus des vaisseaux san-

Dubuisson.   2

guins. Les tubes constituant ce réseau présentent, sans doute, un mode de terminaison qui leur est propre ; seulement *ce mode de terminaison nous échappe.* S'ils se prolongent dans les papilles, ce ne peut être que sous un aspect différent de celui qu'ils avaient conservé jusque-là.......
Ce qui n'est encore, pour le plus grand nombre des anatomistes, qu'une hypothèse serait déjà un fait pour M. Langerrhaus. Selon cet auteur, les cylindres d'axes s'étendraient, en effet, non-seulement jusque dans les papilles, mais déborderaient celles-ci, pour aller se terminer par des extrémités libres et légèrement renflées dans la couche profonde ou pigmentaire de l'épiderme. »

Nous voyons déjà que, pour la plus grande partie de la surface cutanée, le mode de terminaison des nerfs est à peu près inconnu : ce qui n'est pas un argument en faveur de notre hypothèse, mais ce qui ne saurait être non plus un argument contre elle.

Il serait trop long de relater ici la description détaillée que donne M. Sappey de la terminaison des autres nerfs cutanés. On reconnaissait, il y a quelques années, trois sortes de terminaisons distinctes pour ces nerfs, trois sortes de corpuscules nerveux ; ceux de Meissner, ceux de Krause et ceux de Pacini. Depuis les travaux de M. Rouget, on admet assez généralement que les corpuscules de Meissner et de Krause appartiennent à la même famille : « Ainsi considérés, dit M. Sappey, ils représentent les corpuscules de Krause, plus volumineux, plus développés, plus compliqués. Dans les uns et les autres, il n'y aurait qu'un seul élément, le tube nerveux se terminant par une extrémité libre et renflée. Seulement, dans les premiers, le tube ne décrit qu'un ou plusieurs tours ; dans les seconds, il en décrit un grand nombre. Mes études me portent à admettre cette opinion comme la mieux fondée. L'analogie parle très-haut en sa faveur ; elle nous montre

que ces deux ordres de corpuscules sont constitués sur le
même type, qu'ils diffèrent à peine l'un de l'autre, mais
diffèrent, au contraire très-notablement des corpuscules
de Pacini. »

Ainsi, d'après M. Sappey, il y aurait trois sortes de corpuscules nerveux terminaux pour les nerfs périphériques ;
deux d'entre eux seraient construits sur un type commun
et n'offriraient qu'une différence de complication ; le troisième n'aurait rien de commun avec les deux premiers.

Si l'on se rappelle que la terminaison des nerfs périphériques est inconnue pour la plus grande partie ; si l'on
songe que des quatre sens que nous recherchons dans le
toucher, trois seulement trouvent les organes terminaux
de leur appareils dans l'enveloppe cutanée, puisque le
nerf de la musculation ne peut prendre son origine que
dans le muscle, on conviendra, avec nous, que nous ne
pouvons demander à l'anatomie mieux que ce qu'elle nous
apporte sur ce point. Nous proclamons l'existence de trois
sens différents : elle nous fait connaître trois corpuscules
distincts. Car, si rapprochés que soient, suivant M. Rouget, les corpuscules de Meissner et de Krause, il faut cependant qu'il existe entre eux une réelle différence, puisque MM. Fick et Vulpian en avaient fait d'abord des
corpuscules très-distincts, et qu'en outre ils sont répartis
très-diversement sur les différents points de la surface
cutanée. Toujours est-il qu'il y aurait plus d'une sorte de
ces papilles : cela fait-il aussi bien l'affaire de ceux qui
n'admettent qu'un sens en même temps qu'un appareil
dans le toucher ? Nous ne le croyons pas ; et nous ne nous
étonnons que médiocrement si M. Longet n'a pas parlé,
dans les quelques lignes que nous avons citées plus haut,
de la multiplicité nécessaire des papilles nerveuses.

II. En ce qui touche *l'organe de transmission*, le nerf

chargé de conduire l'impression de la surface périphérique aux centres nerveux, notre tâche est vraiment facile. Pour la partie comprise entre le corpuscule cutané et la moelle, il est au moins bizarre de nous demander que nous distinguions anatomiquement quatre espèces de nerfs dans la masse commune des nerfs de la sensibilité, quand, d'autre part, on n'est pas encore parvenu à distinguer le nerf sensitif du nerf moteur ; et cependant, s'il existe entre ces nerfs quelque différence, ce qui est probable, cette différence doit être certainement plus accusée entre les nerfs moteurs et les nerfs sensitifs, en général, qu'entre les différentes espèces de nerfs sensitifs. D'ailleurs, même pour les nerfs de sensibilité dite spéciale, cette distinction n'est pas établie. M. Longet cite lui-même, dans un exemple, le glosso-pharyngien, qui est en même temps le nerf principal du goût et un nerf de sensibilité générale : reconnaît-on, à la seule inspection de la fibre nerveuse et sans remonter à son origine, la nature de la sensibilité que cette fibre conduit au cerveau? Pourquoi prétendre exiger davantage quand il s'agit des nerfs du toucher?

Parvenus à la moelle, la nature des nerfs périphériques nous est subitement découverte par la présence du plus précieux des ganglions. Mais, au delà, et, en pénétrant dans la moelle, nous retombons dans l'inconnu. Les connaissances anatomiques, que nous possédons sur la moelle, ne sauraient être un argument entre les mains des adversaires de notre opinion. Dans la description que M. Sappey donne des cordons postérieurs de la moelle, qui sont considérés, par la généralité des auteurs contemporains, comme principaux conducteurs de la sensibilité, nous trouvons que ces cordons postérieurs se composent d'un certain nombre de faisceaux prismatiques et triangulaires, répondant par leur base à la périphérie de la moelle et dont l'un, plus considérable et plus accusé que

les autres, a reçu le nom de cordon médian postérieur.
Nous ne pouvons voir dans cette description qu'une raison de croire à la multiplicité des sens du toucher.

Quant à la physiologie de la moelle, il serait difficile de
dire quelles expériences ont été instituées pour juger le
point qui nous occupe.

Est-ce que des questions bien plus simples, bien plus élémentaires n'attendent pas encore leur solution ? L'on veut
que nous montrions distinctement les conducteurs de nos
différentes sensations à travers la moelle, quand il n'en est
pas une partie dont la fonction ne soit encore en discussion : faisceaux antérieurs, faisceaux postérieurs, substance
grise, sont autant de points sur lesquels règne le plus
complet désaccord. Les opinions sont si divergentes et
contradictoires, et les expériences les plus multipliées ont
donné lieu à des résultats si différents, que toutes les hypothèses sont possibles et que toutes s'appuient sur des faits.
A moins que nos adversaires ne se fassent une arme de
l'incertitude qui règne sur ce point, nous ne pensons pas
que, dans tout ce qui a été écrit sur les fonctions de la
moelle, ils trouvent quoi que ce soit qui infirme notre hypothèse, et qui justifie la leur. Cependant, au milieu des
travaux auxquels cette étude a donné lieu, il nous est bien
permis de prendre ce qu'il y a de particulièrement favorable à notre opinion : nous voulons parler de l'important
travail que M. Brown-Séquard a publié dans le sixième vo-
leme de son journal de physiologie sur la transmission des
sensations cutanées. Nous ne ferons qu'en citer les conclusions, renvoyant pour les développements au travail
lui-même, sans prétendre qu'elles soient à l'abri de toute
objection, et n'invoquant actuellement pour les défendre
que le nom si considérable de leur auteur. Les voici :

« 1° Les conducteurs des impressions de toucher, de
chatouillement, de douleur et de température, venant des

membres et du tronc, sont absolument distincts les uns des autres ;

« 2° Chacune de ces espèces de conducteurs occupe une partie distincte de la moelle épinière ;

» 3° A la partie supérieure de la moelle épinière, les conducteurs de ces quatre espèces d'impressions sensitives, provenant des membres abdominaux et d'une grande partie du tronc, forment un groupe placé en arrière d'un groupe analogue composé de conducteurs des mêmes impressions sensitives provenant des membres thoraciques et du col ;

« 4° L'entrecroisement des conducteurs de ces impressions, provenant du tronc, du col et des quatre membres, se fait entièrement dans la moelle épinière ;

« 5° Les conducteurs servant au sens musculaire, de même que les conducteurs des ordres de la volonté aux muscles, ne s'entrecroisent aucunement dans la moelle épinière. »

De ces cinq points nous ne retiendrons que les deux premiers. M. Brown-Séquard admet quatre espèces de conducteurs des impressions du toucher et les localise dans des parties distinctes de la moelle épinière. Cela nous suffit. Nous n'examinerons pas ici s'il y a lieu d'admettre les sensations de douleur et de chatouillement : c'est là un point que nous traiterons plus tard, et qui n'importe pas au cas de physiologie que nous discutons actuellement.

Dans une autre partie de cette thèse, à propos de la musculation, nous aurons à parler longuement des fonctions de la moelle. Mais, pour le moment, nous n'avons rien de plus à en dire.

Il résulterait de ce qui précède que les notions anatomiques actuelles, aussi bien pour l'organe périphérique chargé de recevoir l'impression, que pour le nerf chargé

de la transmettre, non-seulement ne contredisent point
notre hypothèse, mais encore semblent nous apporter
quelque appui.

III. Reste un troisième organe qui doit compléter l'appareil sensoriel : nous voulons parler de l'organe de perception. Dans les quelques lignes de M. Longet que nous
avons citées plus haut, nous avons vu qu'il se fonde, pour
nier la pluralité des sens du toucher, sur l'absence de centres nerveux spéciaux où aboutiraient les nerfs spéciaux
de ces différents sens, comme cela a lieu, dit-il, pour les
fibres nerveuses des appareils de sensibilité spéciale. Pour
que cette objection fût sérieuse, il faudrait d'abord que les
physiologistes se missent d'accord sur ce dernier point.
Si nous parcourons le traité si complet de M. Longet lui-
même, nous constatons qu'en dehors des tubercules quadrijumeaux, qui, depuis Gall, ont été assez généralement
affectés à la vision, et peut-être de la petite masse rou-
geâtre située vers le sommet de la corne d'Ammon et
qu'on a appelée *ganglion olfactif*, il n'existe pour l'audition
et pour la gustation aucun noyau de substance grise, rem-
plissant une fonction comparable à celle des tubercules
quadrijumeaux dans l'appareil visuel. L'origine que quelques auteurs accordent aux nerfs du goût et de l'ouïe dans
les petites masses de substance grise, situées sous le
plancher du quatrième ventricule, est tellement insuffi-
sante que d'autres auteurs, comme M. Luys, par exemple,
leur donnent une toute autre terminaison et ne considè-
rent les quelques fibres de ces nerfs, qui se rendent dans
ces noyaux gris, que comme destinées à relier entre elles
des parties dont l'harmonie est indispensable pour con-
courir à des mouvements déterminés.

Il n'est pas raisonnable, on en conviendra, de se faire
un argument de connaissances aussi peu précises pour les

opposer à l'ignorance plus profonde où l'on est sur certains points mal étudiés ou plus difficiles. Il est très-vrai qu'en ce qui concerne les centres nerveux percepteurs des sensations périphériques, il règne une obscurité peu commune, mais cela veut-il dire que ces centres n'existent pas et que des études mieux conduites ne nous les feront pas connaître? Rien n'est plus propre à nous encourager dans cette espérance que l'état de profonde obscurité où l'on est encore en ce qui regarde la physiologie du cerveau.

Il n'est pas une masse grise plus ou moins volumineuse de l'appareil cérébral qui n'attende encore sa fonction ; tout auteur a son opinion sur chacune, et les plus prudents, qui sont parfois les plus autorisés, terminent en général la discussion des opinions de leurs prédécesseurs par cette formule invariable; *qu'ils ne savent rien* sur ce point de physiologie.

Est-il donc possible, quand il existe tant de places inoccupées encore, ou si incertainement occupées, d'affirmer que nos sensations périphériques ne trouveront pas dans quelques-unes d'entre elles les siéges de perception qui leur sont dus? Nous serions tenté d'affirmer le contraire ; notre intime conviction est que toute sensation spéciale doit aboutir à un centre nerveux correspondant, où elle devient apte à être perçue par le cerveau, à un *centre de perception*, en un mot. Cent raisons militent en faveur de cette création, dont peu d'auteurs nous semblent avoir senti la nécessité, et qui doit s'étendre, non-seulement aux sensations de sensibilité dite spéciale, mais encore aux quatre sensations périphériques que nous avons énoncées plus haut. Pour nous, qui croyons, avec d'autres, que les phénomènes de la sensibilité générale ne sont pas différents des phénomènes de la sensibilité périphérique, nous croyons donc à l'existence de huit ganglions sensitifs, centres de perception de nos huit sensations distinctes.

Est-ce sortir du cadre qui nous est imposé par cette thèse
que de donner quelques-unes des raisons qui nous portent
à admettre cette existence? Nous ne le pensons pas; d'autant plus que nous nous appuierons souvent par la suite,
pour expliquer nombre de phénomènes pathologiques et
physiologiques, sur cette hypothèse des ganglions sensitifs.

L'un des arguments, qui nous semblent avoir le plus
de valeur parmi ceux que l'on a apportés au débat, est
assurément celui qui repose sur cet état d'indépendance
relative à l'égard des sens que nous devons nécessairement
accorder au cerveau, si nous voulons qu'il joue dans l'organisme le rôle qui lui est attribué. Le travail de l'intelligence et du sentiment serait véritablement impossible, s'il
était continuellement entravé par des sensations si différentes, venant se jeter à tout instant au milieu de ses spé-
culations. Et cependant le seul remède à cette situation
n'est-il pas dans une séparation convenable de l'organe de
la perception d'avec le cerveau proprement dit? D'autre
part, c'est une chose bien connue que cet isolement parfois
si complet, dans lequel se trouve jeté le cerveau à la suite
de méditations profondes, et au milieu duquel il oublie le
monde extérieur. « Une remarque bien importante, dit
Georget, bien propre à jeter de vives lumières sur la nature
des sensations internes, est celle-ci : l'attention fortement
fixée, les méditations profondes, les affections morales
vives, affaiblissent ou rendent presque nulle l'action des
sens; le sommeil agit encore d'une manière plus absolue,
puisqu'il l'éteint à peu près momentanément. Eh bien! la
même chose a lieu pour la faim et pour toutes les sensations intérieures; l'homme qui médite oublie ses besoins;
la faim le presse, la soif le saisit, sa vessie est distendue
par l'urine, et aucune sensation, du moins assez intense,
ne l'en avertit; ses organes sont déjà en souffrance lorsqu'il s'en aperçoit. Pendant le sommeil, le cerveau ne con-

çoit que confusément et quelquefois trop tard les besoins qui demandent à être satisfaits... Les souffrances, les douleurs d'une malade sont souvent allégées, quelquefois presque oubliées par des occupations récréatives, des distractions, des conversations animées... »

Faut-il rappeler le phénomène de l'extase et l'insensibilité si complète de ceux qui y sont plongés. L'histoire est peuplée des exemples de héros ou de martyrs dont la sérénité admirable, au milieu des plus cruelles souffrances, ne trouve son explication que dans une exaltation morale, capable de rompre momentanément les liens qui rattachent le cerveau au monde extérieur. Le phénomène du sommeil ne s'explique-t-il pas mieux si l'on accorde des siéges différents au cerveau et à la perception? Tous ces phénomènes se résument dans le phénomène de *l'attention :* une même impression est perçue ou non perçue par le cerveau, suivant que celui-ci est attentif ou ne l'est pas, pourvu, toutefois, que la sensation n'atteigne pas une intensité exagérée. De là cette différence entre les expressions de *voir* et de *regarder*, *d'entendre* et *d'écouter*... etc.; de là cette différence entre les divers *tacts* de Gerdy. Dans les deux cas l'impression est arrivée au ganglion sensitif et y a subi l'élaboration nécessaire pour être perçue par le cerveau, mais elle demeure là tant que celui-ci ne vient l'y chercher.

Dans le domaine pathologique, les faits abondent, qui proclament l'existence des ganglions sensitifs ou centres de perception : dans ce phénomène si étudié, si connu de l'*hallucination*, si bien décrit par M. Baillarger, il est des cas inexplicables, si l'on n'admet l'existence indépendante de ces ganglions. Peut-on placer dans le cerveau le siége de ces hallucinations purement sensorielles, que les auteurs distinguent très-bien des hallucinations psycho-sensorielles et autres, dont le cerveau a toujours conscience, sur les-

quelles il ne s'illusionne jamais, qu'il sait toujours attribuer à un trouble maladif de ses sens, et qu'il sait parfois
faire disparaître par les moyens les plus simples, comme ce
malade, dont parle Dendy, cité par M. Brierre de Boismont, qui, en se couchant, apercevait fréquemment une
sorte de spectre fixé à ses pieds, mais auquel il suffisait de
se dresser sur son séant pour que ce spectre disparût; il
savait que la vue seule était en jeu dans le phénomène et ne
s'en inquiétait pas. Qui n'a rencontré autour de soi de ces
sortes d'hallucinations chez des individus dont le cerveau
est admirablement sain, mais qui sont poursuivis, ceux-
là par un bourdonnement insupportable; voire même par
quelques notes de musique toujours les mêmes, ceux là
par quelques sensations tactiles, dont la persistance les
gêne, les irrite et finit souvent par les attrister. Dans ces
cas ou la pensée et le raisonnement se conservent si parfaitement intacts, où ils savent apprécier si bien la qualité
du phénomène, peut-on croire que cette perception maladive a son siége dans le cerveau même? Évidemment non.
Faut-il parler des sensations subjectives, qui abondent
dans une foule de maladies où ne sont intéressés en aucune
façon la couche corticale ou les lobes cérébraux proprement dits, mais où nous trouvons si fréquemment atteintes,
au jour de l'autopsie, les différentes particularités de la
base ou de la partie moyenne de l'encéphale? Dans les
sensations particulières dont se plaignent les amputés, n'y
a-t-il pas encore là un rôle pour l'appareil ganglionnaire?

Pour nous résumer, nous dirons que les ganglions sensitifs jouissent d'une double propriété : 1° Ce sont des
centres nerveux où s'élabore la sensation et où le cerveau
va la chercher, quand son attention est appelée vers elle;
2° ces centres possèdent encore la propriété de garder le
souvenir des impressions perçues et de pouvoir les reproduire sous une influence convenable. Si la reproduction
d'une sensation passée n'en est que l'écho affaibli, comme

cela arrive quand le cerveau cherche à se ressouvenir, c'est le phénomène habituel de *mémoire*, en tant qu'il s'applique aux sensations les plus élémentaires; mais si cette reproduction atteint une intensité telle que le souvenir de la sensation soit égale à la sensation autrefois perçue, il y a alors *hallucination*. Dans le premier cas, c'est l'influence d'un cerveau sain agissant sur un ganglion également sain; dans le second cas, ce peut être l'influence exagérée d'un cerveau malade agissant sur un ganglion sain, ou l'action spontanée d'un ganglion malade et surexcité.

Nous ne pouvons nous étendre davantage sur une théorie qui exigerait des développements très-compliqués, que cette thèse ne comporte pas. Nous aurons d'ailleurs l'occasion d'y revenir fréquemment et nous montrerons combien cette hypothèse des ganglions sensitifs est nécessaire pour l'explication de certains phénomènes pathologiques et physiologiques. Nous ne voudrions cependant pas terminer ce que nous avons à dire sur ce point, sans exposer ce qui nous semble être le plus probable en ce qui regarde la localisation de ces ganglions, et particulièrement des ganglions de nos quatre sens du toucher.

Jusqu'ici, la plupart de ceux qui ont senti la nécessité d'admettre un organe intermédiaire capable de percevoir la sensation, ont créé pour la sensibilité périphérique en même temps que pour la sensibilité générale ce qu'ils ont appelé le *sensorium commune*. Mais il est difficile de se faire une idée exacte, en lisant ce qui a été écrit à ce sujet, de ce qu'est ce sensorium; les auteurs varient sur la signification qu'ils lui accordent; pour certains, il semble que toutes les sensations quelconques, celles de sensibilité spéciale, comme celles de sensibilité générale ou périphérique, s'y donnent rendez-vous; pour d'autres, ces dernières seules y ont place; en général, toute sensation mal définie est renvoyée au sensorium. Quant à la position qu'il occuperait dans le système nerveux, elle change avec chaque

auteur : MM. Longet et Vulpian le placent dans la protubérance; Lapeyronie le loge dans le cervelet, et cette opinion est professée par Saucerotte, Pourfour du Petit,
Foville et Pinel-Grandchamp; Willis le localise dans le
corps strié, Todd et Carpenter dans les couches optiques,
etc. Quelles que soient l'importance et la place données à ce
sensorium, nous sommes forcés de reconnaître deux
choses : 1° c'est qu'il contient forcément les ganglions de
nos quatre sensations tactiles, et puisque pour nous il
n'existe pas de sensibilité générale, viscérale, interne,
comme on voudra, en dehors de ces quatre sensations, le
sensorium tient uniquement leur place dans certaines physiologies; 2° c'est qu'il est naturel d'admettre que ces
quatre sensations presque toujours associées dans l'impression dont les organes conducteurs demeurent unis dans
leur trajet jusqu'à l'encéphale, doivent y trouver également des siéges très-voisins. Pour ces deux raisons, les travaux des physiologistes pour déterminer la place du sensorium nous servent également pour fixer celle de nos quatre
ganglions du toucher. Entre ces travaux, ceux de
MM. Longet et Vulpian nous semblent dignes du plus
haut intérêt; l'un et l'autre placent le sensorium dans la
protubérance, en se fondant sur les faits suivants :

Les animaux, auxquels ils ont enlevé les lobes cérébraux,
continuent à voir, à entendre, à goûter, etc. etc., témoignent des sensations qu'ils éprouvent, soit par des mouvements significatifs, bien que ne supposant pas de réflexion,
soit même par des cris, si l'on a porté l'impression jusqu'à
la douleur. Puis, par des retranchements successifs de
substance nerveuse, ils descendent *jusqu'au bulbe*, et là
seulement la sensation ne serait plus perçue. Ils en tirent
cette conclusion, que la protubérance, dernière limite de
la sensation perçue, est le siége du sensorium. Nous ferons
une simple objection à cette manière de voir, que nous

tirons du livre même de M. Vulpian : quelques pages plus loin, au sujet des fonctions de la couche optique et du corps strié, il déclare qu'on peut, sans provoquer de douleur, porter un instrument dans ces masses de substance grise, et que l'animal n'accuse de douleur que *si par maladresse, on introduit le stylet jusque dans les pédoncules cérébraux.* Si ceux-ci sont sensibles, c'est qu'il y a au-dessus d'eux des centres de substance grise capables de percevoir l'impression ; or nous ne rencontrons au-delà que les couches optiques et les corps striés.

D'autre part, un certain nombre des phénomènes que M. Vulpian attribue à la sensation perçue, pourraient aussi bien s'expliquer par le mécanisme de l'action réflexe, et nous ne voudrions pour preuve de cette manière de voir que la comparaison que fait M. Vulpian lui-même entre des phénomènes obtenus sur des animaux munis de leur protubérance, et ceux obtenus sur les mêmes animaux privés de cette partie. Il attribue, dans le second cas, à l'action réflexe *seule* des phénomènes qui ne sont pas notablement différents de ceux qu'il a notés, alors que l'animal possédait sa protubérance : les mouvements de défense, le cri même, se rencontrent dans un cas comme dans l'autre ; mais ce cri, dans le dernier cas, devient machinal, suivant M. Vulpian ; il est affaibli, il ne dénote point une vive perception de la douleur : c'est un *cri réflexe* ! Y a-t-il vraiment là une différence aussi accusée, et ne saurait-on admettre que cette différence, qui existe sans nul doute, a pour point de départ unique la différence de vitalité, de force qui sépare l'animal privé de sa protubérance de celui qui la possède encore. Il est très-certain qu'en arrivant au bulbe, nous sommes sur les confins de la vie : l'animal doit être bien chétif, bien peu vaillant ; son cri est moins vif parce qu'il est plus mutilé ; mais dans les deux cas, n'est-ce pas très-probablement un cri réflexe ?

Landry, dans son *Traité des paralysies*, s'exprime ainsi à l'égard des *corps striés* et des *couches optiques :*

« La grande quantité de substance grise qui entre dans leur composition porte d'ailleurs à les considérer comme des centres spéciaux, et les effets observés dans les expériences précédentes tendent à les désigner comme *centres de réflexion des sensations tactiles sur le système locomoteur*. En un mot, sans faire des couches optiques et des corps striés le siége de la perception ni de la volition, je crois logique de reporter sur ces organes tout ce qui a été dit de l'action de la protubérance vis-à-vis de la sensation et de la locomotion. Par cette transposition, aussi simple que rationnelle, disparaîtra le désaccord signalé entre les données physiologiques et l'observation pathologique. »

Quand on connaît les idées de Landry sur la sensation, on ne saurait douter que son opinion est finalement conforme à celle de ceux qui font de ces mêmes corps optostriés les centres de perception des quatre sensations tactiles. Quand il dit : « sans faire des couches optiques et des corps striés le siége de la perception ni de la volition..., » il ne faut pas oublier que, dans sa théorie de la sensation, il n'accorde le nom de perception qu'à la sensation perçue par le cerveau même, et ce qu'avec beaucoup d'auteurs nous appellerons *perception* n'est pour lui qu'un état intermédiaire, durant lequel la sensation se modifie et devient apte à être *perçue*. Il n'y a là au fond qu'une question de mots.

M. Audiffrent, qui, dans un livre admirablement pensé, a soutenu l'hypothèse que nous défendons aujourd'hui, a émis précisément cette même opinion, que les couches optiques et les corps striés devaient être considérés comme les centres de perception des quatre sens du toucher, et, se fondant sur un certain nombre de données pathologiques, il a eu la hardiesse de localiser chacune des quatre sensations. Réservant pour le sens musculaire la masse de la couche optique, il a distribué entre les trois autres les trois noyaux de substance grise que l'on distingue dans le corps strié. Jusqu'à preuve du contraire, nous adoptons cette manière de voir; la fonction qu'il accorde à la couche optique nous semble en particulier de tout point justifiée. Tous les auteurs conviennent que la lésion de la couche optique détermine constamment des troubles de la locomotion; l'anatomie pathologique offre à toutes les pages des preuves à l'appui de cette assertion, et s'il est vrai, comme nous nous efforcerons de le prouver plus tard, que l'abolition ou la lésion du sens musculaire doit infailliblement entraîner l'affaiblissement ou la perte plus ou moins complète des mouvements, on conviendra que la fonction accordée à la couche optique est en rapport avec les faits les mieux observés. Nous ne voulons pas terminer ce que nous avions à dire des ganglions sensitifs, sans donner les raisons qui nous portent à repousser la localisation de M. Luys; les voici : admettant la pluralité des sens du toucher, que repousse ce physiologiste si distingué, nous n'aurions pu être amenés à sa manière de voir qu'autant que les faits anatomiques qu'il apporte au débat, et sur lesquels il fonde *uniquement* sa théorie, fussent parfaitement prouvés. Mais M. Luys n'affirme, pour ainsi dire, jamais; le doute règne constamment dans ses descriptions. En second lieu, dans une localisation qui prétend grouper systématiquement *toutes* nos sensations dans la couche optique, nous avons vainement cherché où se rendaient les sensations gustatives; elles n'ont pas de place dans cette théorie.

Ici, nous sentons la nécessité de nous résumer. Nous avons prétendu que ce qu'on savait actuellement sur la physiologie et l'anatomie du système nerveux n'était pas en contradiction avec l'hypothèse que nous nous proposions de soutenir. Nous nous sommes donc efforcés de résumer exactement les opinions des auteurs sur les trois points qui nous intéressaient dans ce vaste sujet :

I. — Sur un premier point (organe d'impression), nous avons représenté que l'opinion généralement admise consistait à reconnaître dans la peau trois corpuscules nerveux distincts, dont deux, bien qu'appartenant au même type, n'étaient pas absolument semblables.

II. — Sur un second point (organe conducteur), nous avons vu que l'état actuel de la science ne permettait pas de résoudre la question ; que des problèmes bien plus importants encore attendaient une solution, mais que cet état d'incertitude ne pouvait tourner contre nous, alors surtout que des hommes de l'autorité de M. Brown-Séquard, dans des travaux d'une valeur incontestée, apportaient des conclusions tout à fait en faveur de notre opinion.

III. — Quant au troisième point (organe de perception), pour répondre au desiderata de M. Longet, qui demande quels sont les points différents des centres nerveux où aboutissent les différentes sensations tactiles, nous avons demandé nous-mêmes que les auteurs se missent préalablement d'accord sur les points des centres nerveux où aboutissent les nerfs de sensibilité dite spéciale. Nous avons montré ensuite que la plupart diffèrent d'avis au sujet du sensorium, siége commun, suivant eux, des sensations périphériques ; ce qui ne devait pas rendre trop sévère à l'endroit de ceux qui prétendent également localiser les centres de perception des quatre sensations tactiles, et finalement nous avons choisi, entre les différentes opinions émises, celle qui à la fois semblait convenir le mieux à notre hypothèse et s'appuyer sur des faits généralement acceptés.

Dubuisson.   3

Cette courte revue, que nous venons de passer de nos connaissances anatomiques et physiologiques sur les parties du système nerveux qui nous intéressent, montre clairement que nous ne risquons pas de rencontrer sur notre route un de ces obstacles infranchissables, devant lequel il nous faudrait forcément incliner notre théorie. Peut-être même, en allant au fond des choses, trouverions-nous que, dans la somme des faits connus et des hypothèses courantes, il y a plus à glaner en notre faveur qu'en faveur de nos adversaires. Mais l'état d'incertitude, d'ignorance, si l'on préfère, où l'on est encore sur des problèmes bien autrement importants, nous suffit. Les questions d'anatomie qui ont trait à notre hypothèse sont à peine naissantes; nous sommes persuadés qu'elles ne peuvent trouver leur solution avant longtemps. Aussi, appuyant notre opinion sur des considérations générales, sur des observations pathologiques indiscutables, et sur des nécessités physiologiques que nous ne croyons pas moins réelles, nous n'estimons pas qu'il soit utile d'attendre actuellement la solution anatomique du problème, pour se former une conviction. Nous dirons plus : nous ferons, jusqu'à preuve du contraire, l'hypothèse anatomique qui concordera le mieux avec notre hypothèse physiologique. Nous admettons quatre sens distincts dans le toucher : nous admettrons en conséquence quatre sortes de nerfs conducteurs de ces impressions (en quoi d'ailleurs nous serons d'accord avec M. Brown-Séquard); nous admettrons également quatre sortes d'organes d'impression, de corpuscules nerveux distincts, répandus dans toute l'économie, l'un d'eux affecté aux muscles, et les trois autres à la surface cutanée et au reste de l'organisme. Enfin, nous accorderons à ces quatre sens du toucher des organes de perception indépendants du cerveau proprement dit, comme en jouissent la vue et l'odorat. En agissant ainsi, nous ne faisons tort à quoi que ce soit, puis

que toutes les places, ou peu s'en faut, sont à prendre, et,
jusqu'à plus ample et meilleure démonstration, nous adop-
terons la localisation que M. Audiffrent donne de ces ganglions dans son remarquable ouvrage, laquelle d'ailleurs
n'est pas uniquement basée sur des raisons subjectives.

———

CHAPITRE III.

PATHOLOGIE.

Nous avons vu dans la première partie de ce travail que
l'anatomie et la physiologie ne fournissaient aucun fait qui
fût contraire à notre théorie; loin de là! Il s'agit maintenant d'abandonner cette thèse négative pour apporter des
arguments absolument favorables à notre hypothèse et démontrant jusqu'à l'évidence l'insuffisance de l'hypothèse
opposée. Il ne sera plus question désormais de l'unité ou
de la multiplicité des sens du toucher : tous les faits vont
parler en faveur de cette dernière opinion, et la démonstration en sortira d'elle-même. Mais, dans cette œuvre, nous
avons pour alliés ceux-là même que nous combattrons plus
loin; c'est qu'avec eux nous sommes d'accord sur l'existence de trois sens : la *musculation* ou sens musculaire, la *calorition* et le *tact;* nous repoussons deux sens qu'ils admettent : la *douleur* et le *chatouillement;* ils repoussent un sens
que nous admettons : l'*électrition.*

On ne saurait contester à Landry l'honneur d'avoir le
premier recueilli des observations sur les altérations de la
sensibilité cutanée proprement dite, car le sens musculaire
ne peut être considéré comme en faisant partie, et lui seul
avait attiré jusque-là l'attention des auteurs. Le premier,
Landry montra que chacune des sensations cutanées ou

plusieurs d'entre elles pouvaient être abolies, tandis que les autres demeuraient intactes. Depuis lui, les observations se sont multipliées au point que la démonstration n'est plus à faire, et il n'est pas un pathologiste qui n'admette aujourd'hui que ces sensations diverses ne puissent être séparément atteintes. Pour ceux qui admettent la pluralité des sens du toucher, l'explication de ce fait est toute naturelle ; mais nous ne voyons pas quelle interprétation peuvent en donner ceux qui tiennent à garder le toucher comme un sens unique, à en faire le *maître Jacques* de la physiologie, tour à tour chargé de nous renseigner sur la température, sur l'électricité, sur la forme des corps, etc. M. Longet, qui tient à cette unité, semble embarrassé, et il se borne à suspecter les observations de Landry et de ses successeurs :

« Que les notions fournies par le tact, dit-il, soient très-variées, c'est un fait certain et aperçu de tout temps ; que ces notions soient indépendantes les unes des autres, que les unes puissent être encore produites quand les autres cessent de l'être, *c'est un fait moins généralement constaté*, et sur lequel Landry a porté toute l'attention d'un esprit exact et toute la finesse d'un dialecticien habile. Mais en faut-il conclure que ces notions résultent d'autant de sens distincts ; que ces sens aient autant de nerfs différents ? »

Cette hypothèse est certainement la plus naturelle qu'on puisse faire, et, en tous cas, elle n'est pas en contradiction avec les faits pathologiques, puisqu'elle nous sert précisément à les expliquer, tandis que la vieille hypothèse, dont M. Longet a tort de se faire le champion, se trouve détruite par ces mêmes faits.

Nous ferions une œuvre absolument inutile, si nous rapportions ici les quelques centaines d'observations que l'on possède actuellement sur ce sujet. Rien au monde ne serait plus monotone et plus fastidieux. D'ailleurs elles sont

entre les mains de tout le monde : les recueils périodiques,
un bon nombre de monographies sur des points de pathologie nerveuse, de nombreuses thèses, mais par-dessus
tout les *Archives de physiologie*, offrent, à ceux qui seraient
curieux d'aller aux sources, d'inépuisables renseignements. Ces faits sont courants, ils sont admis par la plupart de nos adversaires eux-mêmes, et ce ne serait pas les
amener à notre manière de voir que de leur remettre sous
les yeux des faits qu'ils connaissent aussi bien que nous.
Si nous avions voulu consacrer à cette reproduction une
partie quelconque de ce travail, il nous semble qu'il aurait
été plus intéressant d'essayer une sorte de coordination
des faits si nombreux que l'on possède aujourd'hui. En
groupant les maladies où se rencontrent presque infailliblement les désordres de la sensibilité musculaire et cutanée, on est amené à reconnaître que ces désordres ne se
manifestent pas arbitrairement, mais qu'ils suivent le plus
souvent un ordre d'apparition constant : là, telle sensation
est toujours la première à disparaître, et là elle ferme la
marche ; dans certains cas, une seule sensation est abolie,
la sensation de température, par exemple, comme cela se
voit presque constamment dans le membre atteint chez les
saturnins, s'il faut s'en rapporter aux très-intéressantes
observations publiées dans les *Archives* par M. Manouvriez,
tandis que cette même sensation de température persiste
presque toujours dans l'ataxie locomotrice, alors que toute
autre sensation est éteinte.

D'autre part, si les différents cas d'anesthésie cutanée
ont été bien étudiés, on a prêté en général une attention
moindre à d'autres phénomènes dont la valeur pathologique nous semble égale et qu'on ne saurait, suivant nous,
séparer des observations précédentes : nous voulons parler
des *sensations subjectives*, qui se montrent infailliblement
dans le cours de toute maladie chronique ou aiguë de la

moelle ou de l'encéphale. Si les *sensations subjectives* de la vue, de l'ouïe, de l'odorat et du goût sont bien connues, les *sensations subjectives* qui se rapportent au toucher sont demeurées dans cet état de demi-obscurité dans lequel flotte encore tout ce qui touche à la sensibilité musculaire ou cutanée. Ce n'est cependant pas une chose impossible que de faire le dénombrement de ces sensations subjectives plus ou moins douloureuses, dont toutes les maladies nous fournissent quelque exemple, et de les classer. Stahl l'a tenté et a trouvé douze sortes de sensations douloureuses différentes. Quelque opinion que l'on ait sur la sensibilité périphérique ou générale, que l'on n'y reconnaisse qu'un sens doué de modes multiples ou plusieurs sens distincts, on est forcé d'admettre que l'appareil nerveux qui constitue ce ou ces sens est le siége de ces sensations. Pour ceux qui ne veulent voir qu'un sens dans le toucher, il leur importe très-peu de faire l'énumération et le classement de ces sensations : fussent-elles mille, on les regarderait toutes comme fournies par le même appareil, ce que nous ne nous chargeons pas d'expliquer... Mais il n'en est pas ainsi pour ceux qui admettent plusieurs sens dans le toucher : chacun des appareils qui les constituent ne peut fournir qu'une sensation objective ou subjective, et c'est une excellente confirmation des observations d'anesthésie cutanée, au point de vue du nombre et de l'espèce de ces appareils, que d'analyser nos sensations subjectives. Vous admettez un sens du tact, un sens de la calorition, un sens de la musculation, etc. ; il faudra que vous retrouviez dans ces douleurs sans cause extérieure, si souvent dépeintes par les malades, des sensations qui se rapportent à ces trois sens, et, réciproquement, il ne devra pas exister une seule sensation que vous ne puissiez renvoyer à un sens correspondant.

Pour nous, qui admettons quatre sens dans le toucher,

nous admettrons également quatre sortes de sensations douloureuses subjectives :

A la *musculation*, nous rapportons les crampes, les constrictions, les douleurs en ceinture, les douleurs tensives, contusives, etc. ;

A la *calorition*, la sensation de chaleur qui peut aller jusqu'à la brûlure, de froid qui va jusqu'au froid glacial ;

Au *tact*, la piqûre, le fourmillement, qui ne diffèrent l'un de l'autre que par l'acuité et l'étendue de la sensation ; la douleur térébrante, d'une intensité bien autre, et que nous attribuons au tact, parce que les observateurs ont remarqué qu'elle s'accompagnait toujours d'une hyperesthésie tactile dans les endroits où le malade rapportait la sensation ;[1]

A l'*électrition* enfin, les douleurs fulgurantes, si parfaitement décrites par les malades qui les subissent et par les médecins qui les observent, et dont nous reparlerons plus longuement dans les quelques pages que nous consacrerons à ce sens en particulier.

Qu'on tienne compte des nuances inévitables, et des associations qui se peuvent rencontrer de plusieurs de ces sensations réunies, et l'on conviendra qu'il est difficile de ne pas se contenter de cette classification. Stahl décrit douze sortes de douleurs distinctes, et s'il vivait de nos jours, il en ajouterait probablement quelques-unes, non encore ou mal observées de son temps ; mais il considère comme espèces différentes les douleurs *brûlantes, ardentes, glaciales*, que nous rapportons à la calorition ; les douleurs *tensives, gravatives, contusives*, que nous rapportons à la musculation... etc., etc.; si bien qu'il est très-simple de retrouver dans ses douze sortes de douleurs nos quatre sensations fondamentales.

En pratiquant cette recherche analytique des sensations subjectives au milieu des observations les mieux prises, il faut tenir compte de deux choses : 1° du défaut d'intelligence que l'on peut rencontrer chez le malade et qui l'empêche d'exprimer avec netteté ce qu'il ressent ; 2° des douleurs auxquelles il est soumis, et dont la continuité et l'intensité souvent ne lui laissent plus une liberté d'esprit suffisante pour décrire convenablement son propre mal. Alors le malade accuse simplement des douleurs plus ou moins vives, et ne spécialise pas ; mais en général, il n'en est pas ainsi ; les observations sont parfaitement nettes ; le malade accuse telle douleur et pas une autre ; il dit : c'est une brûlure, une piqûre, une commotion électrique, une crampe, et le doute n'est pas permis.

Ces sensations subjectives peuvent se montrer dans un membre seulement, ou dans une moitié du corps ou dans le corps entier ; cela dépendra nécessairement de la partie de l'appareil nerveux qui est atteinte ; si c'est le nerf périphérique, comme cela se présente dans les névralgies diverses, dans la sciatique par exemple, un membre seul est le siége de ces sensations. M. Hubert-Valleroux, dans sa thèse inaugurale, a fait un tableau intéressant des désordres de la sensibilité cutanée dans la sciatique : on y rencontre simultanément l'anesthésie, l'hyperesthésie et la sensation subjective douloureuse. Mais nous trouvons toujours que ce sont nos quatre appareils qui sont intéressés et rien de plus : crampes, douleurs sourdes exaspérées par la pression, fourmillements, élancements atroces, proches parents des douleurs fulgurantes de l'ataxie ; enfin, sensation de froid des plus pénibles, que la plupart des malades accusent dans le membre atteint. Si la maladie se localise dans la moelle, le malade accusera des douleurs dans la plus grande partie du corps, dans les deux membres inférieurs d'abord, puis dans le tronc, puis dans les bras, comme nous le voyons dans la plupart des myélites de forme ascendante. Enfin si le ganglion sensitif est atteint, la douleur se fera sentir par tout le corps, soit qu'elle voyage et se porte d'un endroit à l'autre, soit qu'elle affecte tous les points du corps simultanément, comme certaines sensations de froid, de chaleur ou de courbature (1) ; cette dernière forme est plus étudiée sous le nom d'*hallucination*.

Nous rencontrons donc dans les maladies du système nerveux autant de sensations subjectives, autant de formes douloureuses déterminées, que nous rencontrons de sensations susceptibles d'anesthésie isolée. Il n'est pas difficile de montrer dans quels cas se présentent les sensations subjectives, dans quels cas les anesthésies, comment les unes succèdent aux autres et montrent jusqu'à l'évidence combien l'existence d'un petit nombre d'appareils distincts est nécessaire, mais suffisante pour donner la clef des phénomènes les plus opposés. Prenons pour exemple l'*ataxie locomotrice :* on l'a donnée longtemps, on la donne encore

---

(1) Pour la sensation de froid que l'on constate au début des fièvres, on l'a interprétée de différentes manières : on a dit qu'elle était due à la constriction des capillaires; que le sang, refluant vers l'intérieur, amenait le froid à la périphérie. Cette explication ne nous semble pas suffisante et les pathologistes les plus considérables sont de notre avis ; « Aussi variable que l'est la chaleur, dit Grisolle, le froid n'est le plus souvent qu'une perversion de sensation des malades ; car la main du médecin, appliquée sur la peau, perçoit presque toujours le contraire, et le thermomètre, mis dans l'aisselle, fait constater une augmentation plus ou moins considérable dans la température. » Loin d'attribuer à la constriction des capillaires le point de départ de cette sensation, nous serions disposés plutôt à y voir un effet de la sensation subjective de froid qui a pour siége le ganglion, agissant par action réflexe sur les vaso-moteurs, comme cela se passe, à peu de choses près, dans la chair de poule. La sensation de chaleur dont parle Grisolle, et qui n'est guère moins fréquente que la précédente, serait due à un état pathologique du même ganglion, différant en quelque manière de l'état correspondant à la sensation de froid, mais que nous n'avons pas la prétention de décrire, bien qu'il soit possible de le supposer. Il en est de même des autres sensations de courbature, de fourmillements, etc.

pour une sclérose de certains cordons postérieurs de la
moelle, bien qu'il se soit élevé là-dessus des désaccords
et que les observations anatomo-pathologiques que l'on
possède sur cette maladie puissent donner raison à tout le
monde. Des lésions très-dissemblables ont donné lieu à
des ensembles de symptômes très-rapprochés, de sorte
qu'on ne saurait attacher une importance exagérée à la
localisation de la lésion. Quoi qu'il en soit, cette maladie
qui peut durer un temps presque illimité, plus de trente
ans, puisqu'une malade citée par M. Duchenne, n'entrait
dans sa seconde période qu'au bout de vingt ans, cette
maladie aboutit généralement à une sclérose, qui peut
être considérée comme le produit d'une inflammation
chronique prolongée. Au début, c'est probablement une
congestion légère, qui, en se perpétuant, altère d'une
part les éléments nerveux proprement dits, et de l'autre
hâte la production de ce tissu lamineux intermédiaire,
qui, envahissant peu à peu les parties voisines, finira par
tout occuper. Or, que trouvons-nous dans cette maladie ?
Au début, et durant de très-longues années parfois, de
simples sensations subjectives douloureuses : ce sont les
douleurs fulgurantes, les douleurs en ceinture, les crampes,
les fourmillements, etc...; puis, tout ce cortége va disparaître peu à peu et le phénomène anesthésie prendre la
place. La transition est lente mais manifeste; il y a encore
quelques sensations subjectives et déjà la sensibilité est
obtuse; l'incoordination fait des progrès ; le malade est
de moins en moins sensible aux attouchements, aux piqûres, à l'électricité, jusqu'au jour où le désordre est à
son comble et où la sclérose est acquise (1). Il est évident

(1) Cependant, il est bon de faire remarquer que, tant que le ganglion
sensitif n'est pas lui-même atrophié, les sensations subjectives peuvent
subsister, et cela quoique les cordons postérieurs soient complètement
sclérosés : c'est ce qui explique la persistance des douleurs chez certains
malades, à une époque où l'anesthésie peut être déjà très-avancée.

que les sensations subjectives du début reconnaissent pour cause la congestion initiale : la fluxion sanguine irrite les éléments chargés de transmettre les sensations ; elle produit l'effet d'un excitant quelconque que l'on porterait sur ces parties de la moelle, mais avec cette différence, qu'elle localise cette excitation avec une précision bien autre qu'on ne peut le faire dans les vivisections. Puis à mesure que l'élément nerveux s'atrophie et cède la place à l'élément parasite, la sensation subjective, ne trouvant plus d'élément pour la produire, disparaît. Mais, d'un autre côté, il y a interruption dans les conducteurs et l'anesthésie commence.

Nous avons choisi pour exemple l'ataxie locomotrice, parce que c'est une des maladies qui offrent de ces phéno mènes le tableau le plus complet et le plus facile à suivre. De plus, elle présente un côté négatif, qui confirme pleinement, suivant nous, notre manière de voir. Tous les pathologistes, MM. Duchenne de Boulogne, Trousseau, Vulpian, Fournier, Topinard, ont fait cette remarque et sont revenus à plusieurs reprises sur ce point, que seule des différents modes de sensibilité du toucher, la sensation de température persistait. Toute autre sensation est anéantie ; celle-là demeure. Au point que M. P. Topinard raconte que des ataxiques absolument insensibles percevaient en un seul cas la position dans laquelle on plaçait leurs jambes : c'était le cas où on les croisait l'une sur l'autre ; ils avaient la sensation de la chaleur de leurs propres membres. Hé bien ! la sensation subjective douloureuse de température ne se rencontre pas davantage. Vous pouvez fouiller dans les innombrables observations, qu'on a rassemblées sur la matière ; vous trouverez le fait aussi exceptionnellement que l'on rencontre l'anesthésie de la même sensation (1).

(1) Pour nous, nous ne l'avons rencontrée que deux fois : 1° Dans une

On voit par ce qui précède quel intime lien unit ces deux ordres de faits pathologiques et combien notre théorie est nécessaire pour faciliter leur interprétation. Nous avons pensé qu'il était inutile d'insérer ici des observations où seraient décrites ces sensations subjectives, ces douleurs; si nous résumions les observations des auteurs, on pourrait nous accuser d'oublier volontairement ce qui serait en contradiction avec notre manière de voir; et, si nous en donnions qui fussent nôtres, le même reproche pourrait nous être adressé. Dans l'un et l'autre cas, elles seraient sans valeur. Nous préférons donc en appeler au souvenir de tous ceux qui ont entendu parler des malades, racontant et dépeignant leurs souffrances; nous ne croyons pas que l'on puisse rencontrer dans leur bouche une seule description qu'il ne soit possible de rapporter à l'une de nos quatre sensations fondamentales.

Il ne s'agit plus ici, comme on le voit, de discuter sur l'unité ou la multiplicité des sens du toucher : devant les faits pathologiques, cela devient une question oiseuse. Il est de toute impossibilité d'expliquer à l'aide d'un sens unique des faits aussi bien établis que ceux que l'on rencontre dans les anesthésies cutanées, pas plus qu'on ne saurait donner une explication convenable des sensations subjectives. Comment vouloir qu'un même sens existe et n'existe pas en même temps? Par quelle complication extraordinaire pourra-t-il se faire que le malade ne ressente qu'une certaine sorte de douleur et aucune autre, ou qu'il en ressente trois sortes simultanément et jamais la quatrième? C'est à ceux qui refusent d'admettre la pluralité des sens du toucher à fournir, s'ils le peuvent, de

observation de M. Charcot, insérée dans le tome Ier des *Archives de physiologie*, page 169. Le malade compare à une brûlure une sensation pénible qu'il ressent au pied ; 2° Dans le numéro de septembre 1870, nous trouvons également une observation dans laquelle il est noté que le malade éprouvait une sensation de froid dans la main droite.

ces faits étranges l'explication qui convient à leur hypothèse. La nôtre en offre l'explication la plus simple.

Mais alors, dit quelque part M. Duchenne de Boulogne, il faudrait ne pas s'arrêter en chemin ; créez donc également un sens vésical, un sens rectal, etc., pour rendre compte des cas où ces différents organes n'ont plus conscience de leur état de vacuité ou de plénitude, et où cette anesthésie est plus ou moins isolée. — Nous ne croyons pas qu'il soit utile de créer de nouveaux sens pour expliquer ces différents cas : ceux que nous connaissons suffisent. Dans les maladies où nous rencontrons l'anesthésie du rectum ou de la vessie, nous ne voyons là qu'une lésion du *sens musculaire*, qui appartient à ces organes comme à tous les autres. Soit que les filets conducteurs des appareils de ce sens soient lésés dès l'origine, soit qu'ils le soient dans la moelle, soit même que la lésion frappe uniquement le ganglion, il arrive que le cerveau, non renseigné sur l'état de *distension* de la vessie ou du rectum (renseignement qui est fourni par le sens musculaire), n'est pas sollicité à les faire évacuer. Tel est le phénomène décrit par M. Duchenne sous le nom d'anesthésie de la vessie, où il constate avec surprise que ces malades, ignorants de l'état de plénitude de leur vessie, contractent cependant très-bien les muscles de l'organe quand on leur ordonne de le faire. C'est même, croyons-nous, un des cas qui montrent le plus clairement l'existence du sens musculaire. On pourrait démontrer de même que la plupart des sensations, rapportées par les auteurs à la sensibilité générale, peuvent être analysées au profit de notre classification sensorielle. Tantôt c'est l'une de ces sensations isolée ; tantôt, et c'est le cas le plus fréquent, c'est l'association de plusieurs ; certaines d'entre elles qui paraissent très-compliquées, comme la faim, par exemple, sont cependant très-explicables : si l'on tient compte de *l'habitude*, qui porte tout organe quelconque à reproduire spontanément et périodiquement l'acte auquel il a été plusieurs fois soumis, n'est-il pas admissible de supposer que l'estomac, chez qui le bol alimentaire a provoqué un certain nombre de fois des contractions périodiques, arrive à les reproduire aux mêmes heures, sans qu'aucun excitant intervienne. Ce sont ces contractions de l'estomac vide, qui nous semblent déterminer, pour une part importante, la *sensation musculaire* particulière à la faim. Tout le monde connaît les *crampes* d'estomac de la faim pressante, et l'on sait aussi combien celle-ci s'apaise momentanément, à mesure que l'heure du repas s'éloigne davantage. Là encore l'habitude jouit d'une influence prépondérante.

Est-il nécessaire de nous étendre davantage sur ce sujet ? Il nous a semblé intéressant de montrer que si l'observation des anesthésies cutanées, en disséquant, pour ainsi dire, nos différentes sensations, pouvait nous instruire sur le nombre et l'espèce des sens dont se compose le toucher, l'observation des sensations subjectives que nous rencontrons dans les maladies ne nous était pas d'un moindre secours pour arriver au même résultat. Mais il s'agit maintenant de défendre spécialement l'hypothèse que nous avons choisie, et de montrer, contrairement à l'opinion de ceux qui reconnaissent plusieurs sens dans le toucher, qu'ils ont tort de ne pas admettre parmi eux *l'électrition*, et que nous avons raison de repousser comme des sens distincts *le chatouillement* et *la douleur*.

Cela fait, nous terminerons ce travail par quelques considérations particulières sur *la musculation*.

CHAPITRE IV.

DE L'ÉLECTRITION.

Qui a pu porter les physiologistes, partisans de la pluralité des sens du toucher, à rejeter ce sens de leur classification? Tous les arguments qu'ils font valoir en faveur du
tact, de la *calorition*, de la *musculation*, existent pour l'*électrition*. Nous ne pouvons trouver qu'une seule raison de
cet ostracisme immérité : c'est l'oubli. Nous ne nous dissi-
mulons pas que l'électrition ne saurait avoir dans la sensibilité un rôle important. Il est chargé de nous renseigner
sur l'état électrique des corps et de l'atmosphère; or, chacun sait que si certains animaux sont particulièrement
sensibles aux modifications électriques du milieu ambiant,
l'homme, à de rares exceptions près, ne les apprécie
guères. Cependant il existe des personnes, certains rhumatisants et hystériques, entre autres, des blessés, qui sen-
tent très-bien les modifications électriques de l'atmosphère,
qui sont vraiment malades pendant les orages, qui annon-
cent à la seule impression qu'ils en ressentent, l'approche
du nuage chargé d'électricité. Mais il est très-certain également que ce sens là n'a pas l'importance du tact, de la
musculation, de la calorition même; aussi bien tous les
sens ne jouissent pas d'une importance égale, et ce n'est
pas une raison parce que l'électrition vient au dernier rang
dans la hiérarchie, pour qu'on la méconnaisse absolument.

Il n'est pas douteux que la sensation produite sur un
point du corps par l'électricité ne soit distincte de toute
autre sensation et ne puisse être comparée qu'à elle-même.
Nous en appelons au souvenir de tous ceux qui se sont
exposés à une décharge électrique ; c'est de cette façon

seulement que l'on peut étudier la sensation en elle-même, car les modifications électriques de l'atmosphère, tout en produisant des effets très-constatables, ne procurent pas une sensation beaucoup plus tranchée que n'en donnent les modifications barométriques. M. Duchenne de Boulogne donne à plusieurs reprises, dans son *traité de l'électrisation*, des descriptions de la sensation produite par l'électricité. En le suivant, on peut constater que l'électricité statique procure une sensation beaucoup plus tranchée que la dynamique, que les effets généraux de la première sont infiniment plus sensibles que ceux de la seconde, et que le contraire a lieu en ce qui concerne les effets locaux. La décharge d'une forte bouteille de Leyde peut tuer, tant la sensation retentit vivement sur les centres nerveux et l'effet local en est presque nul; tandis que M. Duchenne a pu impunément faire passer à travers sa jambe un courant de cent vingt couples de Bunsen et le supporter plusieurs minutes. Des courants électriques déterminant les plus violentes contractions ne procurent parfois à l'encéphale que la sensation musculaire de ces contractions. La faradisation, au contraire, produit comme l'électrisation statique des sensations souvent douloureuses. Quoi qu'il en soit, les descriptions que donne M. Duchenne des sensations électriques, ne laissent pas de doute sur la nature toute spéciale de ces sensations :

« L'électricité statique, dit-il, appliquée par les différents rhéophores dont je viens d'exposer l'action spéciale, donne toujours lieu aux mêmes sensations, qui ne diffèrent entre elles que par le degré d'intensité. La sensation est toujours désagréable, quelle soit la faiblesse de la tension électrique ; elle n'est jamais très-forte et ne ressemble pas à celle de la brûlure ou de la piqûre, quelle que soit la forme de l'excitateur employé. » (Electr. local., p. 4.)

Plus loin, page 89, au sujet de la faradisation :

« Rien n'égale la douleur produite par les fils métalli-
ques excitateurs, pas même le feu, au dire des malades
auxquels on a appliqué le moxa ou la cautérisation trans-
currente. »

Et ailleurs (page 718) :

« La sensation provoquée par l'excitation électrique,
alors même qu'elle n'est pas douloureuse, est tellement
étrange, *anormale*, qu'elle peut provoquer une attaque
d'hystérie chez les personnes qui n'y sont pas habituées. »

M. Duchenne note quelles sont les parties du corps les
plus sensibles, et nous remarquons que la peau de la face
est très-sensible, principalement dans les points voisins
de la ligne médiane ; le front ne l'est pas ; le cuir chevelu
l'est très-peu ; le cou, le tronc, le sont à un plus haut degré
que les membres ; la main est très-peu sensible, de même
que la face palmaire du pied, hormis la portion moyenne
et interne. Comme on le voit, c'est en plusieurs points le
contraire de ce qu'on observe pour le tact. En ce qui concerne l'action générale produite, il dit :

« Outre l'action locale et immédiate exercée par les re-
compositions électriques opérées dans les organes, la faradisation produit encore une excitation générale dont on
doit tenir compte dans la pratique. L'influence de cette
excitation générale peut activer les sécrétions, la transpi-
ration, par exemple ; elle peut se faire sentir sur tel ou tel
organe, suivant les dispositions individuelles. C'est ainsi
que dans l'aménorrhée, la menstruation est rappelée par
la faradisation, de quelque manière que celle-ci soit pra-
tiquée. » Ces effets sont tout à fait assimilables à ceux que
produisent les différents excitants dont la médecine fait
usage, à la chaleur, au froid, au frottement, etc. De ce
côté donc, la sensation électrique jouit de propriétés éga-
les à celles des autres sensations cutanées.

En ce qui regarde les conducteurs de cette sensation,

voici l'opinion de M. Duchenne : la faradisation localisée
ne surexcite pas nécessairement les centres nerveux. « Elle
ne réagit sur ces centres, dit-il, que par l'intermédiaire de
la sensibilité qu'elle surexcite, » et il en donne pour preuve
que, dans le cas d'hémiplégie par hémorrhagie cérébrale,
la faradisation, même la plus intense, donnant lieu aux
contractions musculaires les plus énergiques, n'éveille
aucune sensation quelconque, quand elle est appliquée sur
le côté paralysé, tandis qu'elle cause chez le même individu des douleurs atroces et spéciales du côté sain. En
résumé : nous sommes en présence d'un excitant spécial,
engendrant une sensation qui ne peut se comparer avec
aucune autre ; cette sensation est conduite à l'encéphale
par l'intermédiaire du système nerveux périphérique, et
son action sur les centres ressemble en tout point à celle
que déterminent les autres sensations. Tout nous porte
donc jusqu'ici à considérer la sensation électrique comme
une sensation distincte et du même ordre que les autres
sensations cutanées. Mais il y a d'autres raisons encore.

C'est une chose étonnante que de voir les pathologistes
accumuler depuis Landry des observations, pour démontrer
la présence de plusieurs sens dans le toucher, s'appuyer
uniquement, pour faire cette démonstration, sur l'absence
pathologique d'une ou de plusieurs des sensations qui le
constituent, alors que les autres sont intactes, et ne pas
accorder, dans cette classification nouvelle, une place à la
sensation électrique, quand les observations sont pleines
de faits qui nous montrent cette sensation, tantôt abolie,
tantôt maintenue, quelquefois seule persistante, parfois
conservée avec une ou deux autres, tandis qu'une quatrième n'existe plus. Nous retracerons plusieurs de ces observations prises au hasard :

Nous avons cité plus haut l'observation de M. Duchenne,
qui montre son malade insensible à l'électricité ; mais là

il s'agit d'une hémiplégie où toute sensibilité quelconque
était éteinte.

Obs. 1. — Par M. Troisier, d'une lésion scléreuse de la moelle (*Archives de physiologie*, novembre 1873).

Nous trouvons à un certain moment de la maladie :

Tact plus ou moins obtus ; — calorition abolie ; — *électrition hyperesthésiée ;* — musculation conservée.

Obs. II. — Par M. Brown-Sequard, d'un cas de lésion médullaire
(*Journal de physiologie*, année 1863, obs. XII.)

Tact aboli ;—calorition abolie;—*électrition diminuée,* mais non abolie ;
— musculation conservée.

Obs. III. — Par le même, d'un cas semblable (même journal, même
année, obs. XV).

Tact obtus ;—calorition abolie ; —*électrition diminuée;*—musculation
conservée.

Obs. IV. — De Landry (*Mémoire sur les sensations tactiles*, page 27,
obs. III.

Tact aboli ; — Calorition conservée, mais lente ; — *électrition abolie;*
— la musculation n'est pas notée.

Obs. V. — Du même, sur une femme hémiplégique (même ouvrage,
page 35.

Tact aboli ; — calorition abolie; — *électrition abolie;* — Musculation
conservée.

Obs VI. — Du même (même ouvrage, même page).

Tact aboli ; — calorition abolie ; — *électrition abolie;* — musculation
conservée.

Obs. VII. — Du même sur un homme paraplégique (même ouvrage,
page 15, obs. II.

Tact aboli ; — calorition abolie ; — *électrition conservée;* —musculation
abolie.

Obs. VIII. — De M. Fournier à Lourcine sur une fille syphi-
litique (rapportée par M. Duchenne de Boulogne, *Elect. local.*
page 769.)

Tact aboli ; — calorition conservée ; — *électrition abolie;* — musculation abolie.

Obs. IX.—De M. Duchenne, sur une malade dont les mains sont paralysées (*Electr. local.*, p. 768).

A Gauche : Tact conservé; — calorition abolie; — *électrition abolie.*

A droite : Tact aboli; — calorition conservée; — *électrition conservée.*

Le Dr Morel fait observer que dans certains cas où l'insensibilité est réputée complète, les aliénés stupides, par exemple, demeurent sensibles encore à l'excitation électrique, mais à celle-là seule.

Il est inutile de poursuivre davantage ces citations.

Ainsi donc, l'électrition se comporte absolument comme les autres sens au point de vue de l'anesthésie. En est-il de même quant aux sensations subjectives? Identiquement.

Ces fameuses douleurs *fulgurantes* de l'ataxie locomotrice commençante ne sont pour nous que des sensations subjectives des appareils nerveux de l'électrition. Il faut bien s'en rapporter finalement à ce que racontent les malades et à ce que recueillent les médecins; or, on peut lire toutes les descriptions qui ont été faites de ces douleurs ; on rencontre à leur sujet la plus admirable concordance :

Trousseau : «Ces douleurs ont des caractères particuliers; elles sont *fulgurantes*, se montrent et disparaissent avec la rapidité de l'éclair, de l'étincelle électrique; d'autres fois elles durent plus de temps...» et plus loin : «Un troisième se plaindra seulement de douleurs violentes dans les extrémités inférieures ; ces douleurs, qu'il comparera à celles produites par des *décharges électriques*, ont quelque chose de tellement caractéristique que, lorsque je suis consulté par des individus qui en sont affectés, je ne puis me défendre de l'idée de l'ataxie locomotrice commençante. » (Cliniques, tome II.)

Duchenne de Boulogne : «Chacune des sensations douloureuses est très-courte; tantôt rapide comme l'éclair (fulgurante), une *décharge électrique* ou un coup de marteau; tantôt durant une, deux ou trois secondes, revenant à des intervalles de quelques secondes à quelques minutes. Elles sont habituellement vagabondes... Elles sont atroces, arrachent des cris au malade..., etc. » Et ailleurs : « Lors des changements atmosphériques, le malade éprouve des tiraillements douloureux qui lui parcourent le corps avec la rapidité de l'éclair. » (Electr. local.)

Grisolle : » Un signe non moins important de la période prodromique, ce sont des douleurs d'un caractère particulier. Les unes sont fulgurantes, courtes, rapides comme l'éclair ; elles traversent les tissus comme des douleurs névralgiques. Essentiellement vagabondes, courant d'une région à une autre, elles sont instantanées, se prolongent pendant quelques secondes ou durant quelques minutes, et reviennent dix, quinze, vingt fois par heure. »

Faut-il citer encore MM. Jaccoud, Topinard, etc., tous ceux qui dans des traités généraux ou des monographies ont parlé de l'ataxie locomotrice ? Tous offrent des descriptions identiques. Nous ajouterons que les auteurs constatent avec une égale unanimité la recrudescence de ces douleurs quand le temps vient à changer, quand l'orage est proche. Si, à ce moment on voit redoubler les crampes, les constrictions, d'une part, et de l'autre les douleurs fulgurantes, c'est que la double modification atmosphérique en électricité et en pesanteur, agit sur les deux appareils surexcités de l'électrition et de la musculation.

En dehors des douleurs fulgurantes de l'ataxie, il est certaines névralgies douloureuses, décrites par les auteurs, qui nous semblent avoir fréquemment pour siége l'appareil de l'électrition. Sans parler du rhumatisme et de la goutte, dont nous traiterons plus tard à propos de la musculation, et où cet appareil nous semble accessoirement intéressé, nous rencontrons à travers les pages où Trousseau décrit si merveilleusement certaines formes douloureuses appartenant au zona, par exemple, ou à ce qu'il a nommé la névralgie épileptiforme, des expressions qui nous semblent se rapporter absolument à un état pathologique des nerfs de l'électrition. Il insiste [sur l'*atrocité* de la douleur, sur sa *rapidité* sur son *instantanéité* ; il parle souvent d'*éclairs de douleurs*..., etc. Toute part faite au besoin de comparaison et à l'imagination de Trousseau, il n'en est pas moins vrai que nous trouvons là une forme de névralgie qui ressemble en tout point à la douleur fulgurante de l'ataxie, qui a son type particulier, et qui ne suscite chez les observateurs d'autres comparaisons que celles tirées des effets de l'électricité. Nous ne saurions d'ailleurs en trouver une preuve plus convaincante que dans l'observation dont M. Audiffrent a fait le sujet de sa thèse inaugurale à la faculté de Montpellier. Il s'agissait d'un soldat qui, à la suite d'un refroidissement, avait été atteint d'une névralgie faciale unilatérale. Entre autres douleurs, il éprouvait une de ces secousses particulières et atroces très-semblables à celles que décrit Trousseau. Or, on fit passer dans le côté sain un courant électrique d'une certaine force, et le malade accusa une sensation de tout point semblable à la sensation étrange qu'il percevait de l'autre côté. Celui-là aussi, éprouvait des recrudescences douloureuses par les modifications atmosphériques.

L'*aura epileptica* revêt parfois la forme de cette sensation électrique : «Je donne mes soins, dit Grisolle, à un malade dont les accès épileptiques, revenant à de longs intervalles, sont toujours précédés d'une aura qui part de la main gauche et fait éprouver la sensation que produirait une *forte secousse électrique.* »

Veut-on de ces sensations subjectives qui ont pour unique siége le ganglion percepteur? Qu'on ouvre les recueils de pathologie mentale au chapitre *Hallucination*. Les hallucinations électriques sont des plus fréquentes et tous les aliénistes en rendent compte : Des malades qui se croient persécutés, prétendent que leurs ennemis leur lancent constamment des décharges électriques ; une malade, citée par Bricrre de Boismont, croyait recevoir des *commotions électriques* chaque fois qu'elle posait les pieds sur le sol, ce qui lui faisait changer de place à tout instant. Un autre malade, observé par M. Ant. Ritti, se plaint vivement ; il entend une voix qui crie : Enlevez ! et aussitôt après, il ressent une *grande secousse électrique* par tout le corps, son cœur se met à bondir, son estomac se retourne, le sang reflue vers le cerveau, et tout cela, dit-il, s'effectue à l'aide d'une machine mystérieuse. Georget, Baillarger, Michéa, etc., sans y attacher d'ailleurs une importance quelconque, citent ces sortes d'hallucinations comme très-fréquentes parmi celles du toucher.

On retrouve ces mêmes hallucinations dans certains états pathologiques encore mal connus : dans une observation publiée, il y a quelques mois, par un journal, et où le malade, soi-disant atteint de la rage, raconte lui-même ses souffrances, c'est cette sorte d'hallucination qui domine la scène : ce malade voit des choses étranges, il entend des sons bizarres, « quand, tout à coup, une *forte commotion électrique* me parcourut, dit-il, tous les membres des pieds à la tête, produisant dans toute la peau une sensation de chaleur et un frémissement général, accompagnés d'une envie de fuir et d'un sentiment de terreur indéfinissable... » etc.

Rien n'est plus aisé, en parcourant les auteurs, que de trouver en nombre considérable ces sortes d'hallucinations aussi bien que celles de la calorition, du tact et de la musculation. Mais il ne faut pas se dissimuler, cependant, que l'attention des observateurs n'étant pas spécialement portée sur ce point, il est souvent difficile de recueillir autre chose que des notes vagues et des renseignements insuffisants.

Nous regretterions de poursuivre plus avant cette démonstration sur un point de physiologie qui n'offre, après
tout, qu'un intérêt très-secondaire. C'est, croyons-nous,
cette médiocre importance, plus que toute autre raison,
qui a fait exclure jusqu'ici du cadre sensoriel ce huitième
sens, l'électrition. Les quelques objections que des auteurs
ont élevées çà et là contre son existence ne tiennent pas
devant un examen sérieux. M· Brown-Sequard, par exemple, dans son journal de physiologie, (année 1863, p. 611),
déclare ne pouvoir considérer l'électrition comme un sens,
parce que l'électricité agit indistinctement sur tous les
appareils sensitifs et fait produire à chacun des sensations
spéciales à sa fonction, vision au nerf optique, audition au
nerf acoustique, etc., etc.

La réponse est facile : Si vous appliquez un excitant
quelconque sur le nerf optique ou le nerf acoustique,
vous suscitez des sensations en rapport avec la fonction
spéciale de ces nerfs. Pourquoi l'électricité agirait-elle
autrement? D'autre part, nous avons vu, par ce qui précède, que l'électricité fournissait une sensation que les
auteurs ne comparaient ni à la piqûre, ni au frottement,
ni à la chaleur, ni à rien d'autre qu'à une sensation *sui
generis*, et irréductible. Nous avons vu également que dans
certains cas, cette sensation était perçue indépendamment
de toute autre, tandis que parfois, elle disparaissait avant
plusieurs. Tout cela montre, jusqu'à l'évidence, la nécessité d'admettre pour la sensation électrique des appareils
non moins spéciaux que ceux de la calorition ou du tact.
Faut-il, en terminant, répondre à une objection que l'on
entend formuler parfois et contre laquelle ce que nous
avons dit plus haut des conducteurs de la sensation électrique, en citant M. Duchenne, pourrait déjà suffire? Certaines personnes veulent faire de l'électricité un excitant
de nature particulière et agissant tout différemment des

autres. L'électricité ｆtrouverait bien, à la vérité, dans le système nerveux des éléments conducteurs, mais cette communication entre les centres nerveux et le monde extérieur n'aurait. pas lieu, comme pour la calorition ou le tact, en vertu des propriétés inhérentes au système nerveux vivant et par lesquelles une impression cutanée, conduite par un nerf, se transforme dans l'encéphale en une sensation perçue ; elle aurait lieu simplement en vertu de la propriété qu'ont certains corps, les métaux principalement, de conduire l'électricité ; le nerf serait assimilé à un corps bon conducteur. Or, on sait précisément que le nerf est très-mauvais conducteur de l'électricité ; les expériences sur ce point sont catégoriques ; les nerfs ne conduisent pas mieux l'électricité que de l'eau légèrement salée, et celle-ci la conduit des *millions de fois moins bien* que les métaux à égalité de section. M. Matteucci estime que les muscles conduisent l'électricité quatre fois mieux que les nerfs. Il n'y a donc pas d'assimilation possible.

CHAPITRE V

D'UN PRÉTENDU SENS DE CHATOUILLEMENT.

Gerdy est le père de ce nouveau sens, que M. Gubler a appelé pallesthésie. Mais Gerdy nous avait découvert tant de sens nouveaux et certains sur des raisons si futiles, qu'il ôtait lui-même tout crédit à ceux qui méritaient vraiment de pénétrer dans le cadre physiologique. Aussi, ce sont seulement les observations d'anesthésie cutanée commencées par Landry, qui ont fait répartir, entre plusieurs sens, les différentes sensations que jusqu'alors on avait groupées indistinctement sous le nom de toucher. Mais

Landry, qui reconnaissait quatre sens, n'admettait en aucune façon le sens du chatouillement. Ce sont les observateurs venus après lui, qui ont cru rencontrer cette sensation isolée dans des cas où le tact était aboli, et qui, immédiatement, en ont fait un sens spécial par les mêmes raisons qu'on avait fait précédemment des sens distincts de la calorition et de la musculation.

Par les raisons générales que nous avons données au début de cette thèse, nous ne pouvions que repousser *à priori* l'introduction de ce nouveau sens, qui ne correspond à aucune propriété connue des corps. Le peu de renseignements que nous fournit le chatouillement, nous est déjà fourni par le tact, et à première vue il semble que ce sens doive faire double emploi. Cependant, quand des auteurs, aussi considérables que les directeurs des *Archives de physiologie*, relatent constamment dans leurs observations l'état dans lequel ils ont trouvé ce prétendu sens, il faut, de toute nécessité, les suivre dans cette voie, et rechercher avec eux les preuves de sa réalité. Hé bien ! que l'on parcoure les innombrables et si précieuses observations, recueillies à la Salpêtrière, par MM. Charcot, Vulpian et leurs élèves, glanées en Angleterre et en France, par M. Brown-Sequard, et que l'on dise s'il existe des raisons suffisantes pour doter d'un appareil spécial la sensation de chatouillement ! L'unique motif qu'aient invoqué les auteurs est d'avoir rencontré le chatouillement dans des cas où le tact était aboli ; or, rien n'est plus rare qu'une observation où ce cas soit relaté. Nous ne l'avons guère trouvé qu'une fois nettement exprimé, et nous allons, quelques lignes plus bas, nous en expliquer. Souvent l'on peut rencontrer cette remarque que le chatouillement existe, est même hyperesthésié, suivant l'auteur, tandis que le tact serait obtus ou diminué ; mais cela n'est pas suffisant. D'autre part, c'est presque toujours à la plante

du pied, dans la partie moyenne et interne que les observateurs interrogent le chatouillement; nous voudrions être
persuadés que c'est *au même endroit* qu'ils ont interrogé
le tact. Nous avons vu maintes fois le médecin, au lit du
malade, s'enquérir du tact en un endroit et du chatouillement en un autre. Pour nous, et pour tout homme de bonne
foi, l'observation est sans valeur, Rien n'est plus commun
que de voir l'anesthésie d'une même sensation, du tact, par
exemple, très-inégalement répandue sur la surface du
corps, et le pied peut souvent être sensible encore, quand
la cuisse ou la jambe ne l'est plus. Nous trouvons, dans
Trousseau, deux observations d'anesthésie généralisée à
toute la surface du corps et coïncidant avec la conservation de la sensibilité tactile à la plante du pied (Clin. méd.,
tome II, page 595). Que de fois encore, n'a-t-on pas pris
pour un signe de perception, *l'action réflexe*, chez le malade
qui retire vivement la jambe sous l'impression du chatouillement, impression qui ne va pas au-delà de la moelle et
dont le cerveau est inconscient!

Des observateurs, dont personne ne recusera la compé-
tence et l'habileté, ont toujours vu la sensation de chatouillement disparaître avant celle du tact :

« Pour ce qui est du chatouillement, dit Landry, dont
Gerdy a fait une sensation spéciale, il est tellement lié à la
sensation de contact, qu'il *disparaît toujours lorsque celle-là
s'abolit ou seulement s'affaiblit*. Suivant M. Beau, il s'étein-
drait toujours chez les personnes analgiques. Je suis con-
vaincu que, dans les cas observés par ce médecin distingué, le tact était lui-même obtus, sinon tout à fait éteint,
car l'absence des sensations chatouilleuses caractérise le
premier degré de l'anesthésie et non l'analgie. On les
retrouve chez un grand nombre de femmes complètement
analgiques, mais chez qui le tact est bien conservé;
tandis qu'elles disparaissent dès le moindre affaiblisse

ment des sensations de contact dans les parties superficielles de la peau. » (Traité des paralysies. p. 182).

« *La sensibilité au chatouillement*, dit M. Vulpian, trai-
tant de l'ataxie locomotrice, *a toujours disparu avant la sensibilité au contact ou au frottement*. C'est à la plante des
pieds, les membres inférieurs étant d'ordinaire atteints
avant les membres supérieurs et la face, que l'étude de
la sensibilité de chatouillement m'a donné ce résultat
constant. » (Archives de physiol., année 1868, p. 148).

MM. Landry et Vulpian ne sont pas les seuls de leur
opinion. Il n'y a donc qu'un petit nombre d'observateurs
parmi ceux qui se sont le plus occupés d'anesthésie cutanée,
qui aient eu l'heureuse fortune de rencontrer ce cas bizarre
du chatouillement isolé du tact.

Nous avons dit plus haut que nous l'avions rencontré
une seule fois, nettement accusé dans une observation de
M, Brown-Sequard. C'est dans le tome I, des *Archives de
physiologie*, page 619. Nous reproduisons, sauf quelques
détails, sans aucun intérêt pour nous, le tableau que
M. Brown-Sequard dresse, à la fin de son observation, de
l'état général de la sensibilité ; il s'agit d'une lésion quelconque de la moelle :

A GAUCHE :

1. Paralysie du mouvement ;
2. Diminution du sens musculaire ;
3. Conservation du toucher ;
4. Hyperesthésie de la sensibilité au chatouillement ;
5. Hypéresthésie de la sensibilité à la douleur ;
6. Conservation de la sensibilité au froid et à la chaleur, etc.

A DROITE :

1. Conservation du mouvement musculaire ;
2. Conservation du sens musculaire ;
3. *Perte complète du toucher ;*
4. *Conservation de sensibilité au chatouillement ;*
5. Diminution de sensibilité à la douleur ;

Rien n'est plus net que ce résumé : à droite, *perte complète du toucher, et conservation de sensibilité au chatouillement*. Nous courons de suite au détail de l'observation qui précède et que trouvons-nous : « A droite, dit M. Brown-Sequard, la sensibilité tactile est *complètement* perdue à la la jambe et au pied. *Les deux pointes de l'æsthésiomètre n'y donnent qu'une très-légère sensation de douleur*, limitée à un point, bien que les deux pointes soient appliquées à la distance de cinq pouces l'une de l'autre. » Ceci est pour le tact; quant à la sensibilité au chatouillement : « A droite, *elle semble* exister à son degré normal, bien que le toucher soit perdu. » En allant au fond des choses, nous voyons donc, que d'un côté la sensibilité tactile n'est pas aussi perdue que veut bien le dire M. Brown-Sequard, *puisque les deux pointes de l'æsthésiomètre donnent une très-légère sensation de douleur*, ce qui nous paraît tout à fait semblable à une impression tactile légèrement intense. D'un autre côté, nous constatons que l'auteur ne dit pas que le chatouillement existe, mais *semble exister*, ce qui laisse au moins du doute dans l'esprit. Ce cas nous semble absolument insuffisant. Partout, comme le constatent MM. Landry et Vulpian, on trouve le chatouillement aboli avant le tact, et c'est ce que constatent eux-mêmes, dans l'immense majorité de leurs observations publiées, ceux qui accordent une existence propre à cette sensation.

D'ailleurs, nous l'avouerons très-franchement, nous ne croyons pas que l'on puisse accorder aux observations d'anesthésie cutanée une autre valeur qu'une valeur confirmative. Il existe certainement des raisons supérieures pour admettre ou rejeter tel ou tel sens, et il ne nous semble pas qu'on puisse chercher des observations autre chose que la confirmation d'une hypothèse faite *à priori*. Sans vouloir douter aucunement de la parfaite bonne foi des observateurs, on conviendra que dans des constatations aussi délicates, il est permis de se tromper ; et il est dangereux de donner pour unique fondement à une théorie, des faits admis par certains et contredits par d'autres.

Or, toute observation d'anesthésie mise à part, il nous semble qu'il est impossible d'assimiler le chatouillement au tact, à la musculation, à la calorition, à l'électrition, et de l'élever au rang des sens.

Que l'on considère les autres sens : tous nous procurent la connaissance de quelqu'une des propriétés des corps, chaleur, couleur, consistance, pesanteur, etc. Veut-on nous dire de quelle propriété le chatouillement nous fournit la connaissance ? Celui qui se sent chatouillé, éprouve une sensation parfois agréable, souvent détestable, mais il lui est le [plus souvent impossible de dire par quoi ; la plume, le bois, la main nous chatouille à peu près de la même façon. Nous n'entrevoyons qu'un seul cas où il soit possible de déterminer la cause de cette [sensation, mais encore le tact remplit le même but : une sensation chatouilleuse *qui se déplace*, éveille notre attention sur la présence d'un parasite. Ce modeste degré de connaissance est tout ce que nous saurions accorder au chatouillement ; encore vient-il s'y joindre la notion de déplacement !

Les autres excitants offrent des degrés dans la sensation qu'ils procurent ; la chaleur est plus ou moins vive, la couleur plus ou moins ardente, le son plus ou moins aigu, le choc électrique plus ou moins pénible, etc. Où sont les degrés du chatouillement ? C'est toujours le même chatouillement. On est plus ou moins chatouilleux, cela est très-vrai, comme on est plus ou moins frileux ; mais chez la même personne où sont les degrés dans la sensation ? Que le chatouillement se fasse moins léger, moins superficiel, immédiatement vous tombez dans le tact, et cependant, c'est la même main qui chatouille ; il n'y a qu'une inappréciable différence entre les impressions qu'elle communique. Où commence le tact, où cesse le chatouillement? « Est-il bien sûr, dit Landry, que les sensations de *vibration* et de *chatouillement* diffèrent l'une de l'autre? Elles paraissent avoir de grands rapports avec le contact. Des contacts répétés produisent une impression de titillation ; s'ils se rapprochent, c'est de la vibration, qui elle-même se change fort souvent en chatouillement, comme on l'éprouve près d'un piano mis en jeu ; c'est ce que ressentent très-bien les violoncellistes sur l'abdomen et à la partie interne des cuisses et des jambes qui supportent l'instrument, lorsqu'ils promènent l'archet sur les cordes filées, principalement du *mi* au *la* graves. A l'appui de cette manière de voir, j'invoque l'opinion de J. Müller, qui est en tout conforme à la mienne. »

Approchez votre main de votre front brûlant, vous en sentez la chaleur ; placez l'une de vos mains sur l'autre vous en sentez le contact ; soulevez votre jambe, vous sentez qu'elle est pesante.., mais essayez-donc de vous chatouiller vous-même ; vous n'y parviendrez pas. « Une chose extrêmement remarquable, dit Georget, c'est qu'on ne peut pas se chatouiller soi-même. » Grafiolet fait la même observation. Ce chatouillement serait un sens bien bizarre.

Tout le monde sent plus ou moins l'action du feu, de l'électricité, de la lumière (à moins d'être tout à fait aveugle), du contact des corps, etc. Il est des personnes absolument insensibles au chatouillement. Ce sens n'existerait donc pas pour elles.

Pour nous, le chatouillement n'est que le premier degré de la sensation de contact, et doit disparaître aux premiers signes d'anesthésie tactile. Cela ne nous empêche pas de reconnaître que la sensation, produite par des contacts légers et répétés, a sur les centres nerveux une action toute particulière et remarquable chez certains individus. Esqui-

rol cite l'exemple d'une petite fille de dix ans, que le chatouillement prolongé de la plante du pied avait rendue épi-
leptique. Mais ceci est un effet qui dépend bien moins de
la nature de la sensation que d'une prédisposition particulière de la moelle ou du cerveau. Les personnes chatouilleuses savent bien que ce qu'il y a de plus pénible dans le
chatouillemeut est l'espèce de surprise que cause un contact imprévu ; la vue seule d'une personne, qui fait mine
de les vouloir chatouiller, les jette dans cet état d'agitation extraordinaire, impossible à réprimer, si pénible pour
ceux qui y sont sujets ; le contact d'une main étrangère,
quelque délié, quelque délicat qu'il soit, pourvu qu'il
s'exerce à l'improviste, provoque la même excitation, sans
qu'il y ait chatouillement proprement dit. Un état particulier d'éréthisme de l'appareil du tact nous semble être la
condition la plus favorable à la disposition chatouilleuse.
Nous ne voulons pas terminer ce que nous avions à dire du
chatouillement, sans répondre à une objection qui a été
faite à l'opinion que nous défendons, et que Landry nous
semble avoir parfaitement réfutée. Si le chatouillement,
a-t-on dit, est le premier degré du tact, comment se fait-il
que la pulpe des doigts, très-sensible, comme chacun sait,
soit fort peu chatouilleuse ; voici la réponse de Landry :

« L'interposition d'une lame épidermique, molle, flexible,
exactement appliquée sur les papilles, mais en même temps
d'une épaisseur considérable, est un puissant obstacle au
chatouillement que ne manqueraient pas de produire les
frottements légers des doigts les uns contre les autres,
dans une foule d'opérations du toucher. Les sensations
chatouilleuses sont en effet d'autant plus facilement exci-
tées que le contact est plus immédiat, et, en général, elles
sont surtout vives dans les régions dont l'épiderme est
mince ; aux aisselles, à l'abdomen, aux lèvres, aux joues,
aux tempes. La plante du pied ne fait même pas exception

à cette règle; la peau qui la recouvre est éminemment chatouilleuse, il est vrai, malgré le développement considérable de son enveloppe épidermique, particularité commune à l'homme et aux animaux. Mais là aussi, la partie la moins riche en épiderme, c'est-à-dire, la partie cambrée qui ne porte pas sur le sol pendant la marche, est seule bien chatouilleuse, et encore ces légers contacts capables de chatouiller vivement les tempes ou les lèvres sont-ils tout à fait insuffisants à la face plantaire du pied. On peut d'ailleurs démontrer les différences que je signale entre un attouchement immédiat et un attouchement médiat. Un fin tissu de toile, *exactement appliqué* sur les parties les plus chatouilleuses, suffit pour y annuler toute sensation de chatouillement. *Exactement appliqué*, ai-je dit, car si la face profonde du tissu est un peu distante de la peau, son contact, quand il s'en rapproche par la pression des doigts, excite le chatouillement. Voilà pourquoi on chatouille à travers les vêtements. J'ajouterai à ce que je viens de dire que la sensation de pression ne se développant que par des contacts dont l'action se communique à toute l'épaisseur de la peau, et la sensation de chatouillement par les contacts les plus superficiels, les impressions du premier ordre sont probablement une expression de la sensibilité tactile des couches profondes de la peau, comme le pense M. Gratiolet, tandis que celles de second ordre appartiennent à sa couche la plus externe. Il est certain, en tous cas, que le contact qui chatouille cesse d'agir ainsi à mesure qu'il devient plus intense. »

CHAPITRE VI.

D'UN PRÉTENDU SENS DE DOULEUR.

Nous n'ignorons pas qu'en rejetant la douleur du nombre des sens, nous nous heurtons à des opinions plus nombreuses que nous ne le faisions en refusant ce titre au chatouillement. Cependant, il nous semble que là peut-être il y a des raisons plus fortes encore pour déterminer cette exclusion ; car, si pour le cas précédent, nous avons été comme amenés à suspecter parfois les relations des auteurs et à penser que le plus souvent il a dû se glisser quelque négligence dans l'observation, ici, il ne nous coûte rien de prendre les observations telles qu'elles se présentent, et de rechercher s'il est besoin pour interpréter les faits de créer un sens nouveau.

M. Beau, croyons-nous, est le premier qui ait séparé la douleur du toucher. Mais M. Beau n'admettait pas plusieurs sens distincts dans le toucher, comme l'ont fait ses successeurs, et sans donner des raisons irréfutables de son opinion, au moins ne se mettait-il pas en contradiction avec lui-même, comme le font, selon nous, les partisans de la pluralité des sens du toucher. A la vérité, Beau déclarait qu'il n'avait jamais vu la douleur survivre au tact, la douleur disparaissant toujours la première, et Landry fait observer avec raison que cette façon de voir détruit dans son germe l'opinion fondamentale ; que si la douleur disparaît toujours avant le tact, c'est qu'on a devant soi deux degrés d'une sensation unique qui va s'amoindrissant avec la maladie. Aussi Landry porte-t-il sur ce point tout son effort. Il prodigue les observations pour démontrer que ce sont deux sens distincts, si bien isolés que la douleur survit aussi fréquemment au tact que celui-ci survit à la douleur ; il s'épuise à cette démonstration aussi bien dans son petit mémoire *sur les sensations tactiles* que dans son livre inachevé *sur les paralysies*. On voit que cette question lui tient au cœur; il y revient sans cesse dans le premier ouvrage; il va au-devant des objections et il fait des efforts surhumains pour les repousser. Nous ne croyons pas qu'il y soit parvenu. Après Beau et après lui, les physiologistes en grand nombre ont admis le sens de la douleur, et la distinction entre l'analgésie et l'anesthésie est courante dans toutes les observations que l'on publie.

Il est inutile de dire que cette distinction est basée uniquement sur des observations pathologiques. Notre premier devoir est donc de rechercher ce qu'il y a de fondé dans ces observations, après quoi nous exposerons les raisons qui, en dehors de ces faits, nous semblent les plus contraires à l'opinion que nous combattons.

Mais auparavant, nous nous permettrons une observation. Comme nous n'avons à discuter ici qu'avec les partisans de la pluralité des sens du toucher, puisque les autres, hormis peut-être M. Beau, n'acceptent pas plus une distinction pour la douleur que pour la chaleur ou le tact, ils ne nous refuseront pas d'admettre ceci, qui nous semble contenir une grande partie du débat: les éléments de l'observation doivent être comparables entre eux; l'expérience doit être faite avec des excitants de même nature, soit l'excitant tact, soit l'excitant chaleur, soit l'excitant électricité. Et puisque les partisans du sens douleur prétendent que tout excitant quelconque, appliqué d'une façon suffisamment intense, provoque une sensation de *douleur*, il leur importe peu que nous choisissions pour l'expérience un seul de ces excitants, à l'exclusion des autres, tantôt appliqué légèrement de manière à ne procurer qu'une sensation modérée, tantôt appliqué avec une intensité suffisante pour provoquer la douleur. Nous ne saurions accepter

des expériences faites d'autre façon. Que peuvent signi-
fier, quant à l'existence d'un sens douleur, pour ceux qui
admettent deux sens spéciaux pour le tact et la calorition,
des expériences où l'on montre le tact normal, tandis que
la brulûre n'est même pas sentie ou réciproquement? Cela
ne prouve que l'indépendance des sensations de contact et
de chaleur. Il n'est pas besoin de créer, pour interpréter
cela, un sens spécial. Malheureusement pour ses partisans,
beaucoup d'observations, sur lesquelles ce nouveau sens
serait établi, sont dans ce cas, et il nous est impossible de
pas les tenir pour nulles et non avenues.

De tous ceux qui ont voulu démontrer l'existence propre
d'un sens douleur, Landry est le seul, croyons-nous, qui
se soit complètement placé dans les conditions nécessaires
dont nous venons de parler. Il a employé le même excitant
pour rechercher la sensation ordinaire et pour rechercher
la sensation douloureuse; nous ne regrettons qu'une chose:
c'est qu'il ait pris celui qui est à la fois le plus commode et
le moins sûr. De tous les excitants, les excitants par contact nous semblent les plus défectueux. Le feu ou l'électricité seraient mille fois préférables pour faire apprécier
le bien ou le mal fondé des opinions contraires; l'application s'en fait dans les deux cas avec le même élément, tandis
que le contact s'effectue de mille manières différentes: la
pulpe du doigt, la piqûre d'épingle, l'ongle ne sont pas
des instruments parfaitement identiques. Rechercher l'état
du tact avec la pulpe du doigt et l'état de la douleur avec
la piqûre d'épingle, comme le fait constamment Landry,
n'est point une pratique sans reproche. L'épingle pénètre
souvent dans la peau, elle peut entrer en contact, *sans l'intermédiaire de l'épiderme*, avec l'appareil nerveux et l'on
conviendra que l'on modifie ainsi les conditions de l'expérience. Chaque agent s'applique sur une surface variable
et la pointe d'aiguille qui blesse une papille nerveuse

isolée ne peut produire l'effet d'une impression plus ou moins étendue, qui vient éveiller l'action de quelques centaines de ces mêmes papilles.

Ces réserves faites, nous pouvons passer à la discussion des observations de Landry. Landry présente trois cas différents dans lesquels l'altération du tact ou l'altération de la douleur ou l'altération simultanée du tact et de la douleur démontrent, suivant lui, l'existence distincte de ces deux sensations :

Dans un premier cas, qui lui fournit deux observations, le tact est tour-à-tour obtus et hyperesthésié, tandis que la douleur reste normale ; dans un second cas, à l'appui duquel il apporte neuf observations, le tact demeure normal, tandis que la douleur est abolie ou obtuse ; enfin dans un troisième cas, où les deux sensations sont simultanément altérées, une observation nous montre la douleur hyperesthésiée, tandis que le tact est obtus et cinq observations nous présentent la situation contraire, c'est-à-dire un tact hyperesthésié coïncidant avec l'abolition ou la diminution de la douleur.

Nous allons reprendre un à un chacun de ces cas avec les observations qui les composent.

Premier cas. (Tact altéré, douleur normale.)

Obs. I. — Paralysie généralisée chez une femme chlorotique.

« Le toucher est affaibli aux extrémités des doigts et la malade ne sent pas les petits corps que l'on place entre deux d'entre elles. Cependant, dans ces mêmes points, les piqûres d'épingle, même les plus superficielles, sont très-bien senties. »

Nous nous refusons à voir là autre chose qu'un tact légèrement obtus. On remarquera que *les petits corps seuls* ne sont pas sentis ; le tact n'est donc pas aboli. D'autre part la piqûre d'épingle est une sensation d'une intensité très-supérieure à celle de la sensation précédente ; il n'y a donc rien d'étonnant à ce que la première de ces sensations soit mal appréciée par un tact affaibli, tandis que la seconde sera perçue. Nous ne voyons là aucune nécessité de créer un sens particulier pour la douleur.

Obs. II. — La douleur demeure normale, le tact est hyperesthésié.

« Les moindres contacts, dit Landry, sont *douloureusement* appréciés. » Ainsi, pour prouver que les deux sensations sont distinctes, il déclare que le tact fournit également une sensation douloureuse. Cela ne prouve rien ou le contraire même de ce que cela veut prouver. Plusieurs cas de ce genre vont se représenter tout à l'heure.

Deuxième cas. (Douleur altérée, tact normal.)

A l'appui de ce cas, Landry nous apporte neuf observations. Les personnes qui seraient désireuses de les lire, les trouveront à la page 23 de son *mémoire sur les sensations tactiles*. Toutes sont identiques, le malade sent généralement bien les impressions de contact, mais le pincement, la piqûre d'épingle ne produisent aucune douleur ou se réduisent à une simple sensation de contact.

Nous laisserons tout d'abord à Landry le soin de se réfuter lui-même, ce qu'il fait vaillamment huit pages plus loin :

« M. Beau, dit-il, dans le travail auquel j'ai déjà fait allusion, parle de malades chez qui les sensations de douleur étaient abolies, les sensations de contact restant parfaitement normales dans les mêmes points, et cet auteur n'hésite pas à conclure qu'il faut distinguer en physiologie le sentiment du tact et celui de la douleur. Mais *combien ces faits, très-dignes d'intérêt sans doute, sont insuffisants pour faire accepter de semblables conclusions !* Ils démontrent, il est vrai, que le sentiment de la douleur est souvent supprimé quand celui du tact persiste, mais font voir que celui de la douleur ne saurait persister après l'abolition des sensations de tact. M. Beau n'a jamais vu le tact seul supprimé, les sensations douloureuses restant normales. *Ces assertions ne sont-elles pas bien plus propres à faire admettre l'identité du tact et du sentiment de la douleur qu'à le faire nier?* Aussi l'opinion de M. Beau n'a-t-elle rien changé aux idées reçues. »

De l'aveu même de Landry, ses 9 observations isolées ne prouveraient donc absolument rien. Aussi il s'empresse d'ajouter qu'elles n'ont de valeur que rapprochées des deux premières, où les données de l'expérience sont interverties. Nous les avons citées, et l'on peut juger si ces deux observations peuvent prétendre à prouver quoi que ce soit. Nous ne voyons dans ces 9 observations, comme Landry le reconnaît lui-même qu'un premier degré d'altération des sensations de contact, portant principalement sur les plus intenses. Il n'est pas très-difficile de supposer un état maladif de l'appareil nerveux capable d'amener ce résultat.

Troisième cas (Altération des deux sensations).

Obs. I. — Dans la première de ces observations, Landry nous montre une femme atteinte de paralysie générale, chez laquelle « les sensations de contact étaient obtuses sans cependant être abolies, tandis que la piqûre et le pincement déterminaient des sensations douloureuses très-exagérées. » Nous pourrions reproduire ici les réserves que nous avons faites au début, remarquer que le pincement et la piqûre ne sont pas toujours comparables avec d'autres sensations de contact, que le pincement en particulier intéresse très-souvent la musculation, et que la

piqûre, pouvant blesser directement le corpuscule nerveux, modifie la nature de la sensation. Mais, sans aller
plus loin, est-il nécessaire de créer un sens distinct pour
un phénomène qu'une hypothèse très-simple sur l'état
morbide de l'appareil nerveux peut interpréter. Ne peut-
on admettre, par exemple, un état dans lequel le cordon
postérieur de la moelle, chargé de transmettre la sensation, deviendrait un mauvais conducteur, demeurerait
sourd aux excitations de faible intensité et ne fonctionne-
rait que pour des impressions suffisamment vives ; mais
où, d'un autre côté, le ganglion sensitif correspondant
serait particulièrement surexcitable, si bien que les petites
excitations ne lui parviendraient même pas, tandis que
les excitations plus fortes auraient un retentissement plus
douloureux qu'à l'état normal. Cette hypothèse, qui nous
semble possible, n'est pas la seule que l'on puisse faire
pour expliquer le cas présent ; et nous ne voyons pas là
encore de quoi justifier la création d'un sens de douleur.

Restent cinq observations d'altération simultanée de la
douleur et du tact ; mais où, contrairement à l'observation
précédente, le tact est hyperesthésié, tandis que la douleur
est plus ou moins obtuse. Là, notre besogne est aisée :
ces cinq observations, d'une explication plus ou moins
difficile, ne sauraient être en aucun cas un argument en
faveur d'un sens spécial de douleur, on va en juger :

Nous passons sous silence l'observation II, trop am-
biguë pour qu'on puisse la faire servir dans un sens ou
dans l'autre, et que l'auteur eût mieux fait de supprimer.

Obs. III. « Le long de la colonne vertébrale et sur les
côtés, les attouchements les plus superficiels déterminent
des sensations de chocs *douloureux*, tandis que, dans les
mêmes points, les piqûres d'épingle ne sont nullement
senties par le malade. »

Obs. IV. « Depuis plusieurs jours, elle éprouve sur toute la partie postérieure de la main et de l'avant-bras droits, une sensation de *contusion* par le plus léger contact ; celui de la chemise même est *douloureux*. Cependant, si on la pique, si on la pince avec les ongles, elle ne perçoit en ces points aucune douleur. »

Obs. V. « Le long de la colonne vertébrale, et sur les parties voisines, le moindre attouchement est senti comme un choc qui rétentit *douloureusement* dans tout le thorax ; mais si l'on enfonce une épingle dans la peau de ces parties, la malade n'éprouve absolument aucune sensation désagréable. »

Obs. VI. La sensibilité à la douleur est supprimée en une foule de points, particulièrement aux doigts et aux orteils, à la face externe des membres, mais surtout le long de la colonne vertébrale, et sur les côtés du thorax. Dans ces derniers points pourtant, le moindre contact est vivement apprécié ; un choc léger est ressenti comme *une forte contusion*. »

Que veut démontrer Landry ? Que le tact et la douleur sont deux sens différents, ayant chacun une fonction qui leur est propre. Pour le démontrer, qu'apporte-t-il au débat ? Quatre observations qui prouvent absolument le contraire, puisque dans les quatre cas nous trouvons que les *impressions tactiles* donnent tour-à-tour (c'est lui-même qui parle) :

1. Sensation de chocs *douloureux* ;
2. Sensation de *contusion* ; le contact de la chemise même est *douloureux* ;
3. Sensation d'un choc qui retentit *douloureusement* dans le thorax ;
4. Sensation d'une *forte contusion*.

La contradiction est flagrante : le tact donne quatre fois des sensations douloureuses. Landry ne pouvait pas ne pas le sentir. Aussi, quelques pages plus loin, il tente de se tirer d'affaire :

« Je dois aussi faire une remarque pour répondre à des objections probables. Je présente comme des exemples d'hyperesthésie, c'est-à-dire, d'exagération de la sensation de contact, des phénomènes dont la nature peut paraître contestable. Il est bien certain que chez les malades auxquels je fais allusion dans la troisième catégorie, les sensations de douleur étaient le plus souvent abolies, et les moyens ordinaires ne pouvaient les déterminer ; cependant des attouchements très-légers faisaient éprouver une impression comparée par tous les sujets à des chocs plus ou moins violents et douloureux. Je reviendrai plus loin sur la valeur de cette appréciation douloureuse des contacts, lorsque, de toute évidence, le sentiment de la douleur excitée par des actions bien autrement puissantes est éteint ; et je montrerai que cette particularité n'infirme en rien ces observations. »

Si l'on cherche à la page 43 du même mémoire l'explication promise, on trouve qu'elle n'est pas heureuse et tourne, à notre avis, contre son auteur. Ces sensations tactiles, qu'il n'a cessé de qualifier de *douloureuses* dans ses observations, deviennent des *sensations simplement pénibles* à des degrés divers, ce qui, suivant lui, est *très-éloigné de la douleur.* Et il en donne pour preuve que tous les appareils des sens peuvent fournir des sensations analogues et *sans rapport avec la douleur.* « Ne dit-on pas, écrit-il, dans des cas de photophobie, que la lumière fait mal ? Un bruit quelconque n'exaspère-t-il point le malade dans les cas d'hypercousie ? etc. Hé bien, il en est de même pour le tact. » Cela ne prouve qu'une chose : c'est que tous les sens quelconques, quand l'impression est d'une intensité

convenable, peuvent être douloureusement affectés. Quant
à démontrer qu'entre une sensation pénible et la douleur
il existe une différence appréciable, l'affirmation de Landry
sur ce point, quelque audacieuse qu'elle soit, ne nous
semble pas suffisante.

Ainsi, des dix-sept observations de Landry :

Il y en a neuf, qu'il déclare lui-même dénuées de valeur, si les cas inverses que fournissent les huit autres
observations ne présentent pas des preuves suffisantes ;
les cinq dernières tournent directement contre lui ; la
seconde donne le même résultat ; restent la première et la
douzième dont l'importance est si médiocre que pas un
des partisans du sens *douleur* ne voudrait s'en servir pour
établir son opinion.

Or, c'est certainement dans Landry que l'on trouve le
plus complètement résumés les différents cas qui se peuvent
présenter. Partout ailleurs, en dehors des cas précités,
nous trouvons des observations que nous n'acceptons pas
comme démontrant la nécessité de distinguer l'analgésie
de l'anesthésie. Landry lui-même nous fournit un exemple
de cette sorte, quand il cherche à prouver que le tact et la
calorition sont deux sens distincts ; il donne l'observation
d'une dame, chez qui, en un certain endroit de la tête, le
chaud ou le froid le plus modéré, étaient ressentis comme
de l'eau bouillante ou de la glace. Cependant, raconte-t-il,
le tact est normal dans ces parties et la *douleur obtuse*, ou
même abolie par places. Landry constatant que la piqûre
d'épingle était à peine sentie, déclarait que la douleur était
obtuse, mais ne s'apercevait pas que le tact était seul en
jeu, puisque dans les mêmes endroits le froid et le chaud
étaient si cruellement sentis.

M. Duchenne, (de Boulogne) nous semble tomber dans la
même erreur : « Voici, dit-il, un des faits les plus curieux

parmi ceux que j'ai recueillis et qui prouvent l'indépendance absolue de l'analgésie et de l'anesthésie :

Obs. CLII (p. 768). J'ai observé, avec mon honorable confrère, M. Géry, père, une malade, coloriste, dont les mains étaient complètement privées de sensibilité, mais d'une manière différente de chaque côté : La main droite avait perdu la sensibilité tactile et avait conservé la sensibilité douloureuse ; à gauche, c'était l'inverse. Ni l'excitation électro-cutanée au maximum, ni le feu ne produisaient, de ce dernier côté, la moindre sensation ; cependant elle percevait le plus léger frottement du derme et reconnaissait les objets qu'on lui présentait, bien qu'elle ne les regardât point. De la main droite, au contraire, qui était sensible aux excitations douloureuses de la peau, mais où elle avait perdu la sensibilité musculaire, elle ne distinguait aucun des objets qu'on lui mettait dans la main, et, si sa vue était masquée, elle les laissait tomber..... »

Est-il besoin, pour interpréter ces faits d'instituer l'*analgésie*, et la distinction des quatre sens du toucher, que nous avons précédemment établie, ne suffit-elle pas ? Du côté gauche de cette malade, l'électrition et la calorition sont abolies, tandis que le tact et la musculation sont conservés ; à droite, c'est le contraire. Telle est l'unique conclusion que nous pouvons tirer de ces faits.

Toutes les observations que l'on possède sur ce sujet rentrent dans quelqu'un des cas précédents, et ce serait perdre notre temps que de les discuter davantage. Nous croyons avoir suffisamment répondu à l'ensemble des faits qui nous sont opposés, pour que nous nous permettions d'attaquer à notre tour.

Il est évident que si la douleur est un sens distinct, renfermant à lui seul toutes les sensations douloureuses, piqûres, brûlures, décharges électriques violentes, etc., toutes doivent disparaître aussitôt que l'une d'elles disparaît. C'est ce que Landry ne craint pas d'affirmer, cependant rien n'est plus faux : nous venons de citer une observation de Landry lui-même qui prouve le contraire ; il déclare que la douleur est obtuse ou même abolie dans les endroits mêmes où le froid et le chaud le plus modéré causaient les sensations les plus pénibles. On n'a qu'a feuilleter les recueils où sont réunies le plus d'observations d'anesthésie cutanée ; on trouvera constamment la reproduction des mêmes faits. C'est le tact, ou l'électrition, ou la calorition qui est hyperesthésié, c'est-à-dire cause une véritable douleur à la plus légère impression, tandis que les autres sensations sont abolies. On ne saurait donc affirmer, sans que mille exemples ne s'élèvent immédiatement contre cette assertion, que la douleur est une et qu'un de ses modes étant aboli, tous le sont également.

Quant à vouloir, comme le veut Landry, et ce qui devrait être, si l'hypothèse d'un sens particulier de la douleur était fondée, que la *douleur* soit une sensation plus ou moins atroce, mais *indéfinissable*, dont les différentes manières d'être ne correspondraient en aucune façon aux différentes sensations cutanées ou autres, il faut avoir vraiment une mauvaise cause à défendre, pour oser avancer pareille chose. Qu'on demande au premier venu si une brûlure, si une piqûre, si une décharge de la bouteille de Leyde sont même chose; si la courbature qui suit une longue marche ou un travail pénible a quelque chose de commun avec le coup d'épée qui traverse les chairs; si toutes ces sensations ne sont pas très-distinctes, et si rien est plus simple que de rapporter chacune d'elles à sa cause, quand l'intensité de l'impression n'a pas été telle que le cerveau lui-même en a été ébranlé ? Qu'on écoute le malade dépeindre son martyre : est-il rien qui donne un démenti plus manifeste à cette prétention de vouloir faire de la douleur quelque chose qui ne pourrait s'appeler que *douleur*. Quand l'ataxique parle de ses douleurs *fulgurantes* ou *térébrantes*, ou *de cette ceinture qui l'étreint*; quand l'hystérique raconte qu'elle se sent étranglée; quand les uns accusent un sentiment de *brûlure* atroce ou de *froid* glacial, les autres des *crampes* horriblement douloureuses ou des coups de couteau dont on larderait leurs chairs, on veut que tous ces malades inventent sans raison la définition qu'ils donnent de leurs souffrances? cela n'est pas. Chacun d'eux ressent certainement la douleur qu'il décrit, et comme nous l'avons vu plus haut, on peut aisément ramener à un petit nombre de types distincts toutes les souffrances accusées. Chacun de nos huit appareils sensitifs, à un certain degré d'excitation, fournit une sensation douloureuse qui lui est propre; nous reconnaissons comme une douleur, au même titre que la piqûre ou le pincement, certaines impressions lumineuses, trop vives ou trop imprévues, dont la sensation est parfois si pénible sur un œil sain, si atroce sur l'œil malade ou sur un cerveau mal disposé. De même pour les autres sens plus ou moins spéciaux : quelle grimace significative chez celui dont le goût ou l'odorat se trouve blessé ! Il ne faut avoir jamais respiré de cacodyle ou goûté à la coloquinte, pour croire que la douleur n'atteint pas ces sens. Il y a, en réalité, autant de douleurs différentes que de sens différents; mais nous comprenons très-bien que cela ne fasse pas l'affaire des partisans d'un sens de douleur. Séparant les sensations douloureuses des sensations non douloureuses, ceux qui reconnaissent plusieurs sens dans le toucher auraient dû logiquement reconnaître, pour les mêmes raisons, autant de sens nouveaux dans la douleur. S'ils ont reculé, c'est qu'ils n'ont pas voulu compliquer outre mesure l'hypothèse; mais alors ils sont tombés en contradiction avec eux-mêmes, et c'est pour y échapper qu'ils ont accordé sans preuve cette unité de sensation à la douleur, qui ne tient pas devant le sens commun.

Les objections abondent contre ce pauvre sens.

Le feu, la lumière, l'électricité, le son, le simple contact, causent toujours une impression, si légère qu'elle soit, sur tout individu dont l'appareil sensitif n'est point lésé. Mais voyez la douleur : entre deux personnes, chez qui vous provoquez une sensation avec le même excitant, l'une n'accuse qu'une sensation très-modérée, l'autre se plaint d'une douleur très-vive. Le même excitant s'adresse donc chez l'une d'elles au sens douleur, et chez l'autre au sens du tact, de la calorition, ou de l'électrition ? Cela étonne. Mais il y a plus : qui ne sait que l'habitude peut, chez la même personne, reculer de plus en plus la sensation douloureuse ? est-ce que les ouvriers employés dans les fonderies, dans les forges, est-ce que les chimistes, est-ce que les ménagères n'acquièrent pas par l'habitude un degré de résistance à la sensation de chaleur, qui leur fait manier sans se plaindre des matériaux plus ou moins brûlants qui les eussent fait crier quelques mois auparavant ? Non pas qu'ils soient devenus absolument insensibles ; mais le degré auquel la chaleur provoque la douleur est simplement reculé ; alors, c'est la calorition qui bénéficie de la différence ? Qu'est-ce donc que ce sens qui cède à un autre une part de ses attributions ?

Autre question : où commence la sensation douloureuse, où finit la sensation moyenne ou modérée (nous ne savons comment nous exprimer) ? Nous prenons un tison enflammé, une bouteille de Leyde, une pointe d'aiguille, ce que l'on voudra ; et nous déterminons avec cet excitant quelconque la sensation la plus légère que nous pouvons. Puis nous augmentons peu à peu l'intensité de cette sensation ; pendant un temps, qui variera avec les individus, la sensation sera supportable ; on la sentira croître.

Ce n'est qu'au moment où elle devient trop vive que l'on s'y soustrait; alors il y a douleur. Si nous avons employé l'électricité, par exemple, ce sera donc jusqu'à cet instant le sens de l'électrition qui aura fonctionné ; puis, tout à coup, à un moment très-mal défini, qui, chez la même personne, varie suivant le jour, suivant l'heure, c'est le sens de la douleur qui s'empare de la sensation et qui la conduit au cerveau ? Voyez-vous cette sensation qui pendant si longtemps a voyagé sur un sens, et qui tout à coup se jette sur un sens voisin, change de train, s'il nous est permis d'employer l'expression ? Cela est-il possible ?

Encore, si ce malheureux sens avait quelque besoin d'être; s'il nous apportait, sur ce qui nous entoure, quelque notion que ne pourraient donner les autres sens, les vrais sens! mais il n'en est rien.

« Sentinelle avancée de la vie, dit M. Gratiolet, il surveille les organes menacés et les garde contre la destruction et la mort. » Si nous n'avions que la douleur pour nous garder, n'en déplaise à M. Gratiolet, nous serions sans défense contre la destruction et la mort. Est-ce que la vue, est-ce que le tact, est-ce que tous les vrais sens ne sont pas des gardiens plus sérieux? N'est-il pas plus important pour notre préservation de voir la tuile tomber de son toit que de ressentir la douleur que nous cause sa chute? La douleur arrive trop tard. On dira que M. Gratiolet ne veut parler que des douleurs viscérales. Mais combien de maladies ne connaissent pas la douleur! que de tuberculeux sont morts sans souffrir! que de malades, que la douleur n'atteint qu'à la dernière période de leur maladie! que de lésions peu dangereuses, dont la douleur est atroce; que d'autres, mortelles, dont la douleur est légère! Est-il rien, sous ce rapport, qui soit plus variable que la douleur, rien sur quoi le médecin doive moins compter? Sans doute, il peut lui accorder une part d'attention; mais le tact, mais la vue, mais l'ouïe, ne sont-ils pas pour le médecin des serviteurs plus sûrs que la douleur dont se plaint le malade? Et encore, cette douleur a un nom : ce n'est rien de vague et d'inconnu : c'est une brûlure, un élancement, une piqûre, un sentiment de tension; et l'espèce décrite peut servir à éclairer le diagnostic. Mais il n'est pas besoin d'un nouveau sens pour classer, comme il convient, ces sensations : ce sont les excitations intenses de nos quatre sens du toucher, répartis à l'intérieur comme ils le sont à la superficie!

CHAPITRE VII.

DE LA MUSCULATION OU SENS MUSCULAIRE.

I.

De nos quatre sens du toucher, l'électrition nous a seule retenu quelques instants, et si nous en avons traité séparément, c'est qu'il nous a semblé qu'on laissait généralement dans un oubli immérité un sens qui a autant de raison d'être que le tact et la calorition, si généralement acceptés. Notre intention, en nous arrêtant plus longuement sur la *musculation*, est moins de prouver son existence, mille fois démontrée depuis cinquante ans, que de présenter quelques considérations sur l'importance d'un sens qui, repoussé aujourd'hui encore par des physiologistes et des pathologistes très-éminents, peut rendre cependant les plus signalés services à la physiologie et à la pathologie, par l'interprétation naturelle qu'il offre de phénomènes regardés par beaucoup comme inexplicables.

Nous devons déclarer, dès le début, que la plupart des considérations qui vont suivre sont tirées des remarquables travaux du Dr Audiffrent, et principalement de son beau livre *Sur le cerveau et l'innervation.*

La sensation que fournit la contraction musculaire, le sentiment de l'effort, la fatigue qu'il suscite, sont aussi vieux que le muscle lui-même, et ont pris naissance avec le premier animal, capable de sentir, qui en fut pourvu. C'est une sensation particulière, spéciale, sans analogie avec aucune autre; cependant elle est demeurée, jusqu'à nos jours, confondue avec d'autres sensations innommées, dans ce que beaucoup de physiologistes appellent encore aujourd'hui la *sensibilité générale.* Déjà Bichat remarque (*Anat. gén.*, t. III, p. 218 et 337) que les tissus fibreux et musculaire sont doués d'une sensibilité particulière qui n'a rien de commun avec la sensibilité cutanée ou toute autre. Il note que les agents ordinaires, mécaniques ou chimiques, qui mettent en jeu la sensibilité des autres tissus, restent impuissants sur ceux-là. Tendons, aponévroses, membranes fibreuses, mis à découvert dans les opérations ou les expériences, coupés, irrités de différentes manières, ne font éprouver aucune douleur; mais s'ils sont exposés à une extension violente et subite, alors la sensibilité animale, dit-il, s'y manifeste au plus haut point : de là la douleur dans les luxations, dans les manœuvres propres à les réduire, dans les entorses, l'atrocité du supplice qui consistait à tirer un malheureux à quatre chevaux, la sensation si pénible de la tumeur sous-jacente à une aponévrose, etc. ; il fait les mêmes observations pour le tisssu musculaire. Comme on le voit, cette sensation spéciale aux tissus fibreux et musculaire est parfaitement décrite chez Bichat. Mais cette notion est encore trop vague : elle se précise dans Charles Bell. On trouve déjà, dans son *Exposition du système naturel des nerfs,* une indication très-nette : « Le nerf, dit-il, dirige l'activité d'un muscle de la main ou d'un doigt; cependant, même sous ce rapport, son action n'est

pas parfaitement simple ; car, en même temps qu'il agit
sur le muscle pour changer son état, que nous appellerons
l'état de contraction ou de relâchement, il porte aussi au
sensorium une *sensation de l'état de ce muscle.* » Plus tard,
dans son livre *De la main,* il va beaucoup plus loin. Il admet l'existence de deux nerfs pour le muscle : l'un moteur, qui provoque la contraction ; l'autre sensitif, qui renseigne le cerveau sur l'état de la contraction musculaire.
Landry était de très-bonne foi quand il croyait être le premier à faire cette découverte, d'autant mieux que le travail de Ch. Bell, comme le constate M. Duchenne de Boulogne lui-même, était profondément oublié, et n'avait
d'ailleurs jamais été traduit en français. Quoi qu'il en soit,
Landry se prononçait énergiquement, dès son premier
mémoire, pour la séparation du *sentiment d'activité musculaire* des autres sensations du toucher, et, dans son *Traité
des paralysies,* il déclarait que, selon lui, cette sensation,
comme la sensation de température et celle de tact (il
ajoutait : comme celle de douleur), devait être conduite à
l'encéphale par des nerfs sensitifs spéciaux. Gerdy,
quelques années avant Landry, avait distingué, au milieu
des nombreuses sensations qu'il reconnaissait dans la
sensibilité générale, cette même sensation musculaire,
mais sans lui faire grand honneur : « Quand nous soute-
nons un fardeau sur les épaules, dit-il, ou avec les mains,
nous sentons le poids du fardeau par la sensation tactile
générale et la sensation de tact, proprement dite, qu'il
cause à la peau, et surtout par une *sensation d'activité organique,* due à la contraction des muscles qui agissent pour
soutenir le fardeau. » Parmi les physiologistes plus proches
de nous, il faut citer M. Claude Bernard, qui, dans son
livre *Sur le système nerveux,* daté de 1858, s'exprime ainsi :
« Par là existe, dans ces organes, une sensibilité particulière, à laquelle on a donné le nom de *sens ulaire, musc* sen-

sibilité qui, permettant d'apprécier jusqu'à un certain point l'énergie des actions musculaires, la portée d'un effort donné, serait nécessaire pour assurer aux mouvements d'ensemble la coordination qui leur est indispensable. » Ainsi parlait, à peu de choses près, M. Longet, dans un mémoire, publié en 1841, dont nous citerons plus loin un intéressant passage. Enfin MM. Brown-Séquard, Charcot, Vulpian, et la plupart des rédacteurs des *Archives de physiologie* ont complètement adopté ce sens musculaire, et l'état dans lequel ils le rencontrent est toujours scrupuleusement noté dans leurs observations.

Couvert par de telles autorités, il nous semble inutile de consacrer de longues pages à démontrer l'existence du sens musculaire, du moins à la façon de Charles Bell et de Landry, c'est-à-dire par des observations d'anesthésie cutanée, qui sont très-probantes assurément. Il nous plaît davantage de consacrer la fin de ce travail à montrer comment l'hypothèse d'un sens musculaire peut servir à interpréter de nombreux faits, qui, si bien connus qu'ils soient, n'attendent pas moins leur explication.

II.

Il est un point de la physiologie que les travaux de M. Duchenne de Boulogne ont particulièrement contribué à mettre en lumière: c'est l'ensemble des phénomènes dont se compose la coordination des mouvements. M. Duchenne a démontré que deux ordres de phénomènes entraient dans cette composition : 1° un premier ordre auquel il donne le nom *d'harmonie des antagonistes;* 2° un second ordre constitué par les *associations musculaires instinctives ou volontaires,* qui président à tout mouvement physiologique. M. Duchenne a démontré que sans *l'harmonie des antagonistes,* aucun mouvement ne saurait avoir de précision et de sûreté. Agissez avec un peu de force sur un levier, dit-il ; vous verrez qu'il est impossible de l'arrêter exactement en un point donné, s'il n'est pas retenu par une force opposée modératrice. Quant aux *associations musculaires instinctives ou volontaires*, il n'est pas si petit mouvement de l'économie qui n'en offre un exemple. L'état de repos lui-même exige presque constamment, pour maintenir l'équilibre, des associations musculaires multipliées. « Il n'est point de mouvement, pour limité qu'il soit, dit M. Audiffrent, qui ne suppose le concours de tout le système musculaire, à moins que la position du corps, la résistance du milieu, ne suppléent à la contraction de certains appareils. Par exemple, le mouvement de l'avant-bras, dans l'acte de la préhension, suppose que le bras trouve un point d'appui sur l'épaule, qui elle-même ne peut-être fixée que tout autant que le tronc est immobilisé et que les membres inférieurs fournissent une base solide au bassin. Il n'est pas jusqu'aux muscles du cou, de la face et du crâne qui n'entrent également en action. »

Combien à plus forte raison sont plus multipliées encore les associations musculaires dans la marche, la course, le saut etc. La parole, le chant offrent des complications remarquables, et, si l'on veut se rappeler un instant les tours de force que l'on voit accomplir par les gens du métier, on se convaincra aisément qu'il existe des cas où il n'est pas un seul muscle de l'économie qui ne soit en jeu. Les deux propositions de M. Duchenne de Boulogne ne sont donc pas discutables ; mais, si bien observés que soient les faits, ces deux propositions se bornent à les énoncer, sans en tenter une explication quelconque.

Cette explication, que nous allons essayer de donner, s'appuie sur deux éléments principaux :

1° *Le sens musculaire* ;

2° *La double loi de l'habitude et du perfectionnement*, instituée par Bichat, et dont les traités de physiologie ne font pas en général le cas qu'elle mérite.

Cette double loi, que Bichat développe si éloquemment dans les articles IV et V de ses *Recherches physiologiques*, repose elle-même sur la *loi de l'intermittence*. Bichat oppose *l'intermittence* des fonctions de la vie animale à la continuité des phénomènes de la vie végétative : « C'est un caractère propre à chaque organe de la vie animale, dit-il, qu'il cesse d'agir par là-même qu'il s'est exercé, parce qu'alors il se fatigue et que ses forces épuisées ont besoin de se renouveler. » Telle est la *loi de l'intermittence*. D'autre part, tout phénomène qui s'est reproduit plusieurs fois, sous une influence quelconque, tend à se reproduire spontanément et périodiquement sans la participation du stimulant qui l'a d'abord provoqué : telle est la *loi de l'habitude*. Enfin, des actes périodiquement répétés, acquièrent, après un certain temps, une régularité, une précision qu'ils n'avaient pas d'abord et tendent peu à peu à devenir involontaires : telle est la *loi du perfectionnement*.

L'hypothèse d'un sens de la *musculation*, et cette triple loi due au génie de Bichat, vont nous donner la clef de ces phénomènes si complexes de la *coordination des mouvements*. Plusieurs, parmi les physiologistes, ont bien senti l'importance d'un sens musculaire dans la coordination, mais cette hypothèse, à elle seule, ne pouvait donner une explication suffisamment complète, et ils se sont bornés à une énonciation plus ou moins vague. M. Claude Bernard, dans le passage que nous avons relaté plus haut, reconnaît que ce sens « serait nécessaire pour assurer aux mouvements d'ensemble la coordination qui leur est indispensable. » M. Longet, dans son traité de physiologie, ne fait pas intervenir le sens musculaire dans la théorie des mouvements ; mais il est clair qu'il a le sentiment de son importance.

Voici ce que l'on trouve à la page 359 du t. III : « Je m'exprimais ainsi en 1841, dit-il :

« A n'en pas douter, *la condition première de l'harmonie dans les mouvements* se trouve dans la sensation même de leur accomplissement. En effet, comment voudrait-on qu'un homme ou un animal qui a perdu la sensation des mouvements exécutés par ses membres, qui ne peut plus juger de leur attitude, de leurs rapports avec les objets extérieurs, qui ne sait même pas, pour ainsi dire, s'ils existent, qui enfin ne sent plus, avec ses membres, le sol sur lequel il pose, pût marcher régulièrement, conserver son équilibre et faire agir ceux-ci avec leur énergie, leur promptitude et leur harmonie première. » Pourquoi M. Longet se borne-t-il à cette citation prise dans un mémoire de sa jeunesse et ne développe-t-il pas plus complètement une idée aussi judicieuse? Nous l'ignorons. Toujours est-il que l'on chercherait vainement dans les pages suivantes où et comment intervient, dans la physiologie des mouvements, le sens musculaire. Landry, dans son traité des paralysies (page 274) est d'une irréprochable netteté : « La sensation d'activité musculaire, dit-il, servant à calculer la force nécessaire pour résister, soulever, vaincre le poids des membres, ou entretenir dans les muscles cet état d'égale contraction tonique, indispensable au maintien de l'équilibre ; chargée en outre de transmettre à la conscience les besoins et les impressions des muscles, la mesure de leurs actions, et de surveiller enfin les effets de la volition, cette sensation, dis-je, remplit le rôle de dynamomètre à l'égard de l'influence nerveuse. Elle concourt donc à la coordination des mouvements et constitue une des conditions essentielles de la statique humaine. » A la vérité, Landry pas plus que MM. Longet et Claude Bernard ne nous dit comment s'effectue ce concours.

Avant d'aller plus avant, et pour ne pas être arrêté par

des objections anatomiques, il est bon que nous adoptions immédiatement l'une des hypothèses qui ont cours sur l'anatomie de la moelle. Nous nous en tenons à celle que M. Béclard développe dans son traité de physiologie (p. 1044) : « Les racines des nerfs rachidiens, tant les antérieures que les postérieures, pénètrent dans la substance grise de la moelle, et entrent en relation avec cette substance. Une fois engagées dans la substance grise de la moelle, les racines des nerfs communiquent avec les cellules nerveuses contenues dans cette substance. D'une autre part, les cellules de la substance grise sont en communication avec les fibres longitudinales de la moelle. Ajoutons encore qu'indépendamment des prolongements des cellules de la substance grise, continus avec les tubes nerveux des cordons de la moelle, et avec les tubes nerveux qui entrent dans la constitution des racines des nerfs, il est d'autres tubes nerveux qui servent à établir des anastomoses entre les diverses cellules, non-seulement d'un même côté, mais d'un côté à l'autre de la moelle. » En somme, une cellule postérieure, par exemple, serait en communication : 1° avec un nerf sensitif; 2° avec un ganglion sensitif, situé dans l'encéphale; par les cordons postérieurs de la moelle; 3° avec une ou plusieurs cellules antérieures ; 4° avec une ou plusieurs autres cellules postérieures.

Nous admettons que les racines postérieures, les cellules et les cordons postérieurs sont affectés à la sensibilité, tandis que les parties antérieures correspondantes sont affectées au mouvement. Enfin nous rappelons que l'action réflexe, dont le siége est dans la moelle, peut être déterminée par une sensation quelconque, aussi bien par une sensation musculaire que par une sensation de tact ou de chaleur.

Prenons la physiologie des mouvements à son origine.
Le premier appareil qui se constitue dans l'embryon est
l'appareil nerveux; le second est l'appareil circulatoire.
Aussitôt que celui-ci est créé, on peut observer des mouvements propres au fœtus : Dès la première circulation, le
le cœur se contracte ; on ne saurait voir dans ces contractions autre chose que l'action réflexe produite par la sensation de l'ondée sanguine maternelle sur les parois de l'organe embryonnaire. La première contraction fournit une
sensation musculaire qui double l'action réflexe produite
par une nouvelle ondée sanguine et augmente l'énergie
de la seconde contraction. Puis, les mêmes causes amenant
la répétition des mêmes effets, le cœur se soumet peu à
peu à la loi de l'habitude, et il va se contracter ainsi jusqu'à la mort. Si on l'arrache de la poitrine de l'animal
vivant, il se contractera pendant quelque temps encore par
la seule puissance de cette loi, sous l'influence de centres
d'innervation dont il porte quelques-uns en lui. De même
pour les autres fonctions qui se constituent peu à peu dans
l'embryon d'abord, puis dans le fœtus. Quand celui-ci, à
une certaine époque, se meut dans le ventre de sa mère, il
n'y a là encore qu'une action réflexe, produite par des
causes qu'il est facile de supposer, si l'observateur ne peut
toujours les apprécier. A la naissance, une grande division
va s'opérer parmi les mouvements : mouvements de la vie
végétative ou organique, mouvements de la vie animale
ou de relation, suivant le dualisme de Bichat. L'air qui
pénètre dans la poitrine, excite les mouvements respira-
toires; le bol alimentaire excite les mouvements du tube
digestif, et les actes de la respiration et de la digestion
provoqués d'abord par l'excitant extérieur, auquel la sensation musculaire vient ensuite apporter son concours,
comme nous l'avons vu pour la circulation, tendent à
devenir habituels. Ils tendent de même à passer inaperçus,

hormis les cas pathologiques, parce que c'est un des privilèges de l'habitude d'émousser le sentiment, comme l'a montré Bichat pour le plaisir et la douleur. Il n'y a pas lieu de s'occuper spécialement de la coordination dans les mouvements de la vie organique, attendu que ces mouvements sont simples pour la plupart et qu'il suffirait d'ailleurs de leur appliquer ce que nous allons dire des mouvements de la vie de relation.

Il suffit d'observer l'enfant à la naissance pour reconnaître que la volonté n'est pour rien dans ses premiers mouvements extérieurs. Pour vouloir, il faut déjà une certaine éducation des sens et du jugement, si minime, si faible qu'on le voudra, et l'enfant ne saurait la posséder en naissant. La première agitation qu'il manifeste, ses premiers cris sont involontaires. Mais peu à peu les sens vont l'instruire ; bientôt il va reconnaître et désirer. Alors le cri et le mouvement vont devenir la manifestation d'une volonté ; mais quel cri encore et quel mouvement ! un vagissement à peine variable dans son intensité, et un mouvement sans ordre et sans but. Si, dans les bras de sa nourrice, il voit un objet qui lui sourit, ses quatre membres, le tronc et la tête se remuent confusément vers lui. Il est absolument incapable de se faire servir, mais déjà il y a progrès : il ne crie et ne s'agite que sous l'impulsion du désir, et l'œil apprend à se diriger. Quelques mois ne sont pas écoulés, qu'il sait tenir quelque chose à la main, qu'il sait porter à sa bouche ; et après avoir longtemps rampé, puis marché à quatre pattes il saura enfin se maintenir sur ses deux pieds. Mais qu'on demande aux parents si cette éducation s'est faite en un jour, combien de fois l'enfant est tombé avant de savoir faire trois pas, ce qu'il lui a coûté de larmes pour se tenir debout ! Il suffit d'ailleurs d'en appeler à la mémoire de chacun : tout le monde a vu, a suivi des enfants durant leurs premiers mois, leurs premières années. Personne n'ignore combien les actes les plus simples du monde réclament une éducation pénible et longue, ce qu'il faut d'essais infructueux avant d'arriver à un résultat. Un jour vient cependant où ce qui exigeait de ce petit être des efforts inénarrables, une attention, une énergie, une volonté inouïes, se fera sans effort, sans attention, presque sans volonté, machinalement, pour ainsi dire. Comment s'est franchie cette distance, immense quant à la puissance de la volonté, qui sépare l'enfant naissant de l'enfant plus vieux de quelques mois?

Quand l'enfant a voulu atteindre un objet quelconque et que tous les muscles de son corps se sont contractés sans résultat, il a compris, non du premier coup assurément, mais après mille essais infructueux, combien était inutile un déploiement de forces aussi considérable, combien peu lui servait d'étendre le pied pour saisir un objet placé au-dessus de sa tête et son cerveau s'est appliqué, avec toute l'énergie imaginable, à maintenir dans l'immobilité les membres dont l'agitation était plus nuisible qu'utile, et à faire agir isolément ceux dont l'action était indispensable.

L'enfant n'a pas à vaincre une difficulté moindre, pour séparer l'action de chaque membre, que n'en a l'adulte qui commence l'étude d'un instrument de musique, à rendre indépendants ces trois doigts de la main : le médius, l'annulaire et le petit doigt. Mais à quels sens l'enfant a-t-il recours pour arriver à ce résultat? A la vue, peut-être, mais principalement au sens musculaire, puisque l'enfant aveugle y parvient également. Comment voudrait-on que l'enfant, dont toute l'attention est tendue vers l'objet de son désir, qui n'a pas assez d'yeux pour le voir, puisse en même temps surveiller avec la vue les mouvements mal ordonnés de ses membres? Cela n'est pas admissible; mais, ce qui l'est davantage, c'est qu'une sensation spéciale lui fait connaître les contractions quelconques de son appareil musculaire, et lui apporte ainsi les renseignements nécessaires pour que sa volonté puisse empêcher les contractions inutiles. Longue et difficile étude, à la vérité ! D'ailleurs, tous les sens, le tact, la calorition, l'audition même, peuvent le servir ; mais la musculation seule lui serait suffisante.

Supposons ce premier résultat acquis. L'enfant, auquel ses sens apportent divers moyens de contrôle, obtient, à force d'application cérébrale, de pouvoir faire agir isolément ses membres. Mais ce n'est pas tout : Il faut apporter dans le mouvement la quantité de force qui convient. Là, évidemment, le sens musculaire a un rôle prépondérant. L'enfant arrive au mouvement voulu par une série de tentatives réitérées, dont chacune le rapproche davantage du but qu'il désire atteindre. Il faut de toute nécessité admettre que, pour rectifier un mouvement trop violent ou trop faible, l'enfant conserve, comme point de comparaison, la mémoire de l'effort infructueux qu'il vient d'accomplir. Cette mémoire de l'effort, quel autre sens peut la procurer que la musculation ? La vue même, qui est d'un secours incontestable, ne saurait ici la remplacer complètement. Et, encore une fois, qui rendrait ce service à l'aveugle ?

Ainsi, l'influx nerveux qui d'abord, sous l'influence du moindre caprice, excitait la moelle entière et provoquait les mouvements les plus désordonnés, n'excite plus maintenant que les parties dont la fonction est nécessaire, et avec la force appropriée. Quand cette éducation est achevée, on s'aperçoit que l'enfant exécute avec une admirable aisance, et sans que le cerveau semble y prendre part, les actes les plus compliqués, lui qui ne pouvait effectuer au début, au prix d'efforts surhumains, les mouvements les plus simples ! La moelle s'est instruite ; la loi de l'habitude est intervenue. Dans l'hypothèse anatomique que nous

avons adoptée dès l'abord, nous avons admis que les cellules de la moelle, antérieures et postérieures, communi-
quaient entre elles par des connexions multipliés. L'habitude doit rendre ces communications de plus en plus ex-
quises entre les cellules, qui, pour l'accomplissement d'un
même acte, sont accoutumées à fonctionner de concert;
aussitôt que l'une d'elles entre en jeu, toutes celles qui d'ordinaire agissent avec elle doivent ressentir l'excitation initiale, et déterminer les contractions musculaires qui demeurent sous leur dépendance. Il est admissible que dans
tout mouvement *coordonné* il existe une contraction maî-
tresse, un muscle prédominant, dont les autres ne sont que
les coadjuteurs. Que l'influence cérébrale vienne à se faire
sentir à la cellule qui dirige cette contraction, et, en même
temps que celle-ci, toutes celles qui dirigent les contractions secondaires vont entrer en fonction. N'est-il pas raisonnable de supposer que, dans la moelle, les cellules sont
groupées de telle sorte que les plus voisines concourent
ordinairement à des mouvements d'ensemble; que toutes
les contractions, par exemple, de la main, du bras et de l'é-
paule du même côté, sont régies par des amas cellulaires
très-voisins, et que l'influx nerveux, tombant sur quelque
cellule d'importance, puisse, par les fibres connectrices,
se communiquer dans la mesure convenable aux groupes
adjacents? D'autre part, et c'est là que nous voudrions
montrer l'influence du sens musculaire, celui-ci ne cesse
pas d'agir. Les fibres nerveuses qui relient les cellules sensitives aux cellules motrices vont propager jusqu'à celles-
ci l'excitation provoquée par les sensations musculaires.
Tantôt cette excitation, s'ajoutant à l'influence cérébrale,
augmentera simplement l'énergie des contractions premières; tantôt elle déterminera réflexement des contractions nouvelles, indispensables au maintien de l'équilibre,
à la précision et à l'unité du mouvement. C'est de cette

action, dont le siége est dans la moelle, que dépendent évidemment l'*harmonie des antagonistes* et les *associations musculaires instinctives* de M. Duchenne. D'abord désordonnés, comme le sont au début les mouvements placés sous l'influence directe du cerveau, les mouvements excités par l'action réflexe se sont dégagés peu à peu, sous l'intervention croissante de la volonté, des contractions nuisibles ou inutiles ; le jour où la moelle est suffisamment disciplinée, la sensation musculaire ne suscite plus réflexement que les contractions nécessaires, qui vont se perfectionnant par l'*habitude ;* et le cerveau n'intervient désormais que pour maintenir les résultats acquis, ce qui ne lui demande qu'un minime effort.

Mais cette action de la sensation musculaire n'est pas la seule. La sensation franchit la cellule nerveuse de la moelle et remonte par les cordons postérieurs jusqu'au *ganglion musculaire*. Là, elle renseigne le cerveau sur l'accomplissement du mouvement voulu et lui offre les moyens nécessaires pour le rectifier, s'il y a lieu. L'effort n'est-il pas assez énergique? Le cerveau va en augmenter la puissance dans la mesure convenable et sans dépasser le but, grâce au sens musculaire, qui, l'informant sans cesse, saura l'arrêter à temps. Est-il, dans l'ensemble des contractions qui concourent à un mouvement donné, quelques-unes d'entre elles, qui, par insuffisance ou exagération, privent le mouvement de la précision ou de la régularité désirables? Le cerveau, prévenu par la musculation, corrige l'erreur et rétablit l'ordre. Quelle que soit, en effet, l'éducation de la moelle, elle ne saurait jamais se passer longtemps du cerveau : la moelle est incapable de raisonner et de vouloir; tous les actes qui semblent dépendre uniquement d'elle, toujours provoqués par une sensation, sont régis par l'habitude. Le cerveau seul a pu les diriger d'abord, et c'est après de longs efforts seulement que la moelle est devenue apte à le suppléer. Mais que le cerveau vienne à manquer ou que l'exercice fasse défaut, vous voyez la moelle retomber dans son impuissance première. Mille faits sont là pour démontrer cette influence du défaut d'exercice. Celui que la maladie a cloué sur son lit durant quelques semaines ne sait plus se tenir debout ni marcher : c'est bien moins faiblesse que désuétude. Le docteur Morel parle d'un aliéné, qui, après un accès maniaque accompagné de convulsions tétaniques, était resté six mois plongé dans la stupeur ; il demeurait immobile comme une statue : « On dut recommencer, dit-il, chez ce stupide, l'éducation instinctive. Il ne savait plus ni manger ni marcher. Quand on levait sa jambe, il fallait rabaisser vivement le membre pour faire comprendre au malade ce qu'on exigeait de lui ; il tenait indéfiniment sa cuiller à la bouche... » Si la communication directe entre le cerveau et les cellules motrices est interrompue, la moelle pourra quelque temps encore agir par action réflexe ; mais les mouvements deviendront de plus en plus incoordonnés. Si les cordons postérieurs, porteurs de la sensation, viennent à être lésés, le cerveau, cessant d'être renseigné directement sur la contractilité musculaire, verra croître l'incoordination motrice, alors cependant qu'il commandera encore à la motilité.

Le cerveau demeure éternellement pour la moelle le stimulant et le modérateur nécessaire. Alors même que celle-ci semble la plus indépendante, le cerveau veille et se tient prêt à réparer ses fautes. Mais, quand l'exercice a été suffisamment prolongé, la moelle acquiert finalement une telle habileté que le cerveau n'intervient plus, pour ainsi dire, et que l'erreur, s'il s'en commet, est déjà presque réparée, quand le cerveau est prévenu. C'est ce que nous observons quand nous perdons l'équilibre : les contractions nécessaires, dirigées par une moelle exercée, l'ont rétabli avant que nous ne soyons informés. Est-il rien de plus curieux, à ce point de vue, que les exercices auxquels se livrent les gymnasiarques ou les danseurs de corde? Ces hommes conservent leur équilibre dans les positions les plus bizarres, avec des points d'appui ridicules. Si on les considère avec attention, il est certain que, par moments, il n'est pas un muscle dont la contraction plus ou moins énergique n'intéresse leur équilibre. D'une part, le cerveau pourrait-il suffire à diriger cet ensemble, si chaque partie n'avait été depuis longtemps l'objet d'une éducation dont les résultats sont enserrés dans la moelle? D'autre part, et voilà ce que nous ne croyons pas moins intéressant, peut-on expliquer autrement que par l'existence d'un sens musculaire la possibilité de ces prodiges d'adresse où, tous les muscles de l'économie étant contractés, les contractions demandent à être rectifiées à toute seconde pour maintenir un équilibre que la pesanteur tend constamment à détruire? Que peuvent, dans ces cas, le tact, la vision, la calorition..., etc. ? Le sens musculaire seul peut fournir les renseignements convenables.

De même pour les mouvements où des groupes musculaires différents entrent successivement en activité et où le cerveau ne saurait intervenir continuellement, sans être absorbé par un tel travail, comme il le fut d'ailleurs au début : la marche, la course, le jeu des instruments de musique, du piano, par exemple, qui réclame de l'exécutant une si incroyable agilité. Le cerveau intervient d'abord, c'est de toute évidence ; mais peu à peu l'habitude et le sens musculaire vont jouer les rôles principaux. L'enchaînement régulier des contractions musculaires ne peut s'expliquer que par l'intervention d'un sens qui avertisse la moelle que la contraction voulue est accomplie et détermine réflexement la contraction suivante. L'habitude fait le reste. Quel que soit son talent, le pianiste ne déchiffre jamais aisément un morceau difficile ; mais, après quelques répétitions, l'effort cérébral devient presque nul, les doigts se promènent sur le clavier sans que l'artiste y prenne garde, surtout quand il en est au point de ne plus suivre la musique des yeux, ou quand il joue dans l'obscurité : il a le morceau *dans les doigts*, comme on le dit. N'en est-il pas de même pour le chant? Qui ne s'est surpris mille fois à fredonner un air quelconque le plus involontairement du monde, uniquement pour l'avoir chanté volontairement plusieurs fois? Pour retrouver dans un vers un mot que la mémoire a perdu, ne se contente-t-on pas souvent de réciter à haute voix les quelques vers qui précèdent, espérant que l'impulsion donnée fera jaillir par la seule force de l'habitude le mot oublié? Pour retrouver l'orthographe d'un mot douteux, n'est-il pas arrivé à tout le monde de se confier au courant de la plume? A qui se fie-t-on dans ces cas? au cerveau? non pas! mais à la *moelle*, à la moelle guidée par le *sens musculaire* et l'*habitude* (1).

III.

Nous ne pensons pas qu'il soit utile de nous étendre davantage sur l'importance qu'il est permis d'attribuer dans la physiologie des mouvements au sens musculaire

(1) Il est certains états bizarres du système nerveux encore mal expliqués, et que nous ne nous chargeons pas d'interpréter, où les mêmes éléments peuvent seuls rendre compte de quelques phénomènes plus ou moins surprenants qu'on y rencontre. Nous empruntons ce qui suit à M. Azám, cité par M. Mathias-Duval : (art. *Hypnotisme*, du Dictionnaire de M. Jaccoud.) « Le sens musculaire, dit-il, acquiert une telle finesse, que j'ai vu se répéter devant moi des choses étranges racontées du somnambulisme spontané et de beaucoup de sujets dits magnétiques. J'ai vu écrire très-correctement en interposant un gros livre entre le visage et le papier, j'ai vu enfiler une aiguille très-fine dans la même position, marcher dans un appartement les yeux absolument fermés et bandés ; tout cela sans autre guide réel que la résistance de l'air et la précision parfaite des mouvements guidés par le sens musculaire hyperesthésié.

Dubuisson.   7

appuyé sur l'habitude ; nous voudrions montrer maintenant comment cette manière d'expliquer les phénomènes normaux, peut nous fournir l'interprétation d'un certain nombre de désordres de la motilité dans lesquels la marche et tous les mouvements coordonnés deviennent impossibles, alors que la force musculaire est remarquablement conservée.

C'est précisément pour expliquer ces faits, inconnus probablement de leurs prédécesseurs, que Ch. Bell d'abord, Landry ensuite, mais celui-ci avec un faisceau de preuves infiniment plus complet, ont été amenés à admettre un sens musculaire dont la paralysie devait déterminer les phénomènes étonnants qu'ils observaient. Depuis Landry, cette interprétation, plus ou moins combattue par certains auteurs, n'en a pas moins persisté, et bien que Landry , dans les travaux postérieurs à son premier mémoire sur les sensations tactiles, n'ait pas répondu à toutes les objections qu'on a élevées contre sa théorie, celle-ci demeure vivante, et, en tout cas, ses adversaires n'ont rien apporté qui soit susceptible de la remplacer. Landry a donné de la paralysie du sens musculaire une description trop complète pour qu'il soit utile de faire autre chose que d'y renvoyer le lecteur. Il a énuméré, jusques dans leurs moindres détails, tous les symptômes qui pouvaient se rencontrer; il a noté tout ce qu'il était nécessaire de ne pas négliger dans les observations pour qu'elles fussent exactes; il a tenu en garde contre les erreurs possibles; il a cité les exemples les mieux faits pour appuyer sa démonstration; que pourrions-nous ajouter? Nous préférons réfuter, s'il est possible, quelques-unes des objections qui ont été élevées contre cette hypothèse, la plus acceptable qui fut jamais.

L'adversaire le plus acharné qu'ait rencontré Landry, est M. Duchenne de Boulogne. A la paralysie du sens muscu-

laire de Landry, M. Duchenne a substitué trois types nosologiques distincts : 1° *l'ataxie locomotrice*; 2° *la paralysie de
la sensibilité musculaire et articulaire*; 3° *la paralysie de la conscience musculaire* ou *aptitude motrice indépendante de la vue*.

Tous ceux qui connaissent les travaux de M. Duchenne
ne peuvent que s'incliner devant l'incomparable talent de
l'observateur. On ne saurait mettre en doute que ce qu'il
a vu a été exactement vu, et toutes les fois qu'il a décrit
une maladie non encore décrite, il a laissé peu à glaner
à ses successeurs. Mais M. Duchenne, en apportant à la
pathologie l'histoire de plusieurs groupes de symptômes
mal observés avant lui, s'est presque toujours borné à les
décrire ; très-rarement il en a cherché l'interprétation; le
nom qu'il donne à la maladie n'est le plus souvent que
l'expression du symptôme prédominant; il s'occupe médiocrement de la lésion; il dit : *ataxie locomotrice* pour désigner
un ensemble symptomatique où le désordre des mouvements est le symptôme capital, ou *paralysie de l'aptitude
motrice indépendante de la vue*, pour dénommer une maladie
où l'on ne peut remuer, si l'on ne suit le mouvement des
yeux.

Sans vouloir méconnaître ce qu'il y a de dissemblable
dans ces maladies, dans leur étiologie, dans leur marche,
dans l'ensemble des symptômes auxquels elles donnent
lieu, dans le pronostic qu'elles imposent, n'est-il pas permis, comme l'a fait Landry, de rechercher si une même
cause ne saurait rendre raison d'effets multiples, et si le
phénomène prédominant des diverses maladies décrites
par M. Duchenne, malgré les divergences qu'il peut présenter, ne trouve point sa source dans une lésion fonc-
tionnelle particulière, plus ou moins avancée, plus ou
moins étendue, mais toujours identique dans les différents
cas.

Adoptant absolument les idées de Landry sur ce point,

nous ne pouvons mieux faire que de montrer comment la *paralysie du sens musculaire*, suffit à expliquer des phénomènes qui paraissent très-différents; et, puisque M. Duchenne les a groupés sous trois types distincts, il est naturel que nous le suivions dans cette voie, sans croire toutefois que ces trois variétés nosologiques soient les seules qu'on puisse rencontrer, et en admettant toutes les nuances intermédiaires. Nous résumons d'abord brièvement les symptômes différentiels des trois maladies, suivant M. Duchenne.

I. Pour M. Duchenne, l'*ataxie locomotrice* se résume principalement dans l'incoordination des mouvements: Il y a d'un côté *désharmonie des muscles antagonistes*; d'un autre *désassociation des contractions musculaires*. Le malade qui contracte un muscle ne sait plus s'arrêter à temps; le membre une fois lancé suit l'impulsion donnée et presque toujours dépasse le but; le second temps de la marche est remarquable par cette façon dont la jambe est projetée, sans que le malade puisse maîtriser le mouvement. En second lieu, et cela arrive suivant M. Duchenne, quand la maladie s'aggrave, le malade perd la faculté d'exécuter instinctivement les savantes combinaisons musculaires desquelles dépendent l'équilibre, la marche, l'usage de la main, etc. Nous laissons de côté les symptômes secondaires, douleurs, viscéralgies, etc, pour ne parler que du symptôme important.

II. M. Duchenne décrit ensuite une *paralysie de la sensibilité musculaire et articulaire*. Cette dernière serait la plus importante, suivant lui. D'ailleurs ces deux sensibilités ne seraient que des modes de la sensibilité générale, et nullement des propriétés dues à des sens spéciaux (1). Quoi-

(1) Cette importance accordée par M. Duchenne à la sensibilité articulaire repose sur l'observation suivante :

Une jeune dame hystérique (obs. CLI) qui avait perdu toute sensibilité

qu'il en soit, le malade atteint de cette paralysie, n'a conscience d'aucun des mouvements qu'on imprime à ses
membres, s'il ne les voit pas; s'il marche en regardant à
ses pieds, *il les pose assez facilement où il veut;* si, étant cou-
ché, on lui ordonne de porter les pieds dans certains
points, il y arrive *avec la plus grande précision* en les regardant. Ces malades, suivant M. Duchenne, seraient généralement anesthésiques. Nous devons dire cependant que
les trois observations de Landry, auxquelles renvoie
M. Duchenne, sont loin d'être aussi affirmatives sur ce
point. Dans l'un des cas même, le tact était conservé dans
un état parfait d'intégrité. Ce qui différencie au plus haut
degré les deux maladies, suivant l'auteur, c'est que dans
un cas, le malade ne perd la coordination de ses mouvements que quand il est privé de la vue, tandis que dans
l'autre, la vue ne lui est d'aucun secours : l'ataxique a beau
ne pas quitter ses membres des yeux, il lui est impossible
de mettre ses contractions d'accord.

III. Enfin, il existerait une troisième maladie que
M. Duchenne a nommée d'abord *paralysie de la conscience*

cutanée et toute *sensibilité musculaire* (et M. Duchenne met entre paren-
thèses : insensibilité à l'excitation électro-musculaire et à la pression)
avait cependant conscience, alors qu'on la privait de la vue, des mouvements qu'on imprimait ou qu'elle imprimait elle-même à ses membres.

Cela ne signifie qu'une chose : c'est que la sensibilité musculaire était
diminuée, mais non abolie, L'excitation électro-musculaire ne saurait faire
juger de cette sensibilité pas plus que la pression. Les contractions musculaires déterminées par cette excitation, ne sont pas de même ordre que
les contractions déterminées par l'influx nerveux ; tellement que M. Duchenne cite lui-même des cas où il a vu la motricité volontaire ramenée
dans les membres avant que l'électricité puisse déterminer aucune contraction. C'est donc que l'influx nerveux a une puissance bien autre que
l'électricité. Qui nous garantit que la sensation éveillée par deux agents
d'une intensité si différente soit comparable, et que dans les cas où la
sensibilité est diminuée, la contraction volontaire soit sentie, quand la
contraction électro-musculaire   l'est déjà pl

musculaire, puis *paralysie de l'aptitude motrice indépendante de la vue*. Ce cas bizarre dont M. Duchenne donne pour sa part trois observations, ne s'est guères rencontré jusqu'ici que chez les hystériques. C'est du moins ce qui paraît ressortir des considérations par lesquelles il débute ; car sa troisième observation seule est d'une hystérique. Les deux premières, fort courtes, ne donnent pas le diagnostic de la maladie ; mais deux autres observations publiées par M. Lasègue concernent également des hystériques. Toujours est-il que les malades frappées dans les membres atteints d'*anesthésie absolue*, ne peuvent mouvoir ceux-ci qu'à la condition expresse *qu'ils suivront le mouvement des yeux* ; autrement, le membre reste immobile. Nous avons vu que la vue n'était d'aucun secours chez l'*ataxique*, dont les mouvements étaient de toute façon incoordonnés ; que là précisément, suivant M. Duchenne, était ce qui le séparait du malade frappé de *paralysie de la sensibilité musculaire et articulaire*, qui, grâce à la vue, coordonnait ses mouvements, et que l'un et l'autre pouvaient agir dans l'obscurité ; tandis que l'hystérique, *paralysée de l'aptitude motrice indépendante de la vue*, ne pouvait, sans le secours des yeux, faire mouvoir le membre atteint. Dans ces trois cas, les malades ont conservé leur force musculaire ; mais, comme on le voit, ils ne sont plus toujours maîtres de la diriger.

Ce que nous avons dit plus haut de l'éducation locomotrice, du rôle qu'y jouent le sens musculaire et l'habitude, va nous servir à rendre compte du symptôme capital de ces trois états morbides. Si l'on considère l'ensemble des symptômes, nous ne nions pas qu'il y ait là des particularités très-diverses, que la maladie n'ait une étiologie différente dans chacun des cas, que les malades ne soient atteints d'affections très-dissemblables. Cependant nous croyons que la lésion du sens musculaire fait le fond de

cette symptomatologie et que Landry a vu juste en lui ac-
cordant cette importance.

Dans l'ataxie locomotrice, cette maladie parfois si prolongée qu'un malade n'entrait dans sa seconde période,
celle d'incoordination, qu'après vingt années des souffrances de la première, le sens musculaire n'est atteint comme
les autres qu'avec une extrême lenteur. Il fonctionne, pour
ainsi dire, jusqu'à la fin, mais toujours de plus en plus
mal. Si on se rappelle le rôle que nous faisons jouer au
sens musculaire dans la physiologie des mouvements, on
se rend parfaitement compte des désordres que suscite la
maladie. La sensation musculaire a deux fonctions dans
cette physiologie : d'une part, grâce une éducation prolongée et toujours entretenue, elle détermine des actions
réflexes dont la moelle est le centre, provoque spontanément les contractions musculaires nécessaires au maintien
de l'équilibre dans la marche ou dans le repos, préside à
la succession convenable des contractions dans les mouvements compliqués, etc. ; d'autre part, dépassant la cellule sensitive de la moelle, elle va porter au ganglion de
la musculation les renseignements dont le cerveau a besoin pour rectifier, s'il y a lieu, les mouvements effectués,
surveiller l'action propre de la moelle, et finalement conserver le souvenir des efforts accomplis, pour être toujours
capable de mesurer à l'avance les efforts à faire.

Si les cordons nerveux, chargés de porter au ganglion
sensitif la sensation musculaire, déjà parvenue à la cellule
postérieure, deviennent de plus en plus incapables de rem-
plir leur office, les actions réflexes, provoquées dans la
moelle par cette sensation, pourront, grâce à l'habitude,
s'effectuer longtemps encore ; mais l'habitude se perdant
peu à peu, et le cerveau, privé de renseignements étant
dans l'impossibilité de réagir, de rectifier les pratiques dé-
fectueuses, ces actions réflexes vont devenir de plus en

plus irrégulières et insuffisantes. D'un autre côté, si les cellules postérieures ou les fibres qui les relient aux cellules motrices viennent à être lésées, les actions réflexes elles-mêmes seront de plus en plus compromises.

La désharmonie des antagonistes et les désassociations musculaires, comme le dit M. Duchenne de Boulogne, vont aller en grandissant chaque jour. Encore, si le ganglion musculaire pouvait conserver éternellement le souvenir des efforts passés, ce serait assez pour que le cerveau dirigeât, en partie au moins, l'énergie des mouvements et l'ensemble des contractions. Les actions réflexes nécessaires ne seraient pas améliorées, il est vrai ; et les rectifications des mouvements commandés ne seraient possibles que dans la mesure où la vue serait utile. Il n'en est malheureusement pas ainsi. La loi de l'habitude régit aussi bien le ganglion que la cellule de la moelle : à la longue le souvenir s'efface et le cerveau perdant tout point de comparaison, ne sait plus calculer ce qui lui faut de force pour effectuer une contraction. C'est alors que dans le second temps de la marche, le malade projette la jambe avec tant de violence au devant de lui ; qu'il applique si lourdement le talon sur le sol ; qu'il bondit, comme mû par un ressort, quand il veut se lever, etc. A la vérité, il peut s'écouler de longues années, avant que le ganglion ait perdu tout souvenir. Si la vue ou tout autre sens pouvait remplacer le sens musculaire, il est évident que l'ataxique, en dehors de l'action réflexe sur laquelle il demeurerait toujours aussi impuissant, pourrait jusqu'à un certain point demeurer le maître de ses contractions ; mais rien ne prouve mieux, à notre avis, combien la vue est d'un mince secours dans cette éducation des mouvements, quand elle n'est pas accompagnée de la *musculation.* La vue montre bien que l'effort a dépassé le but ou ne l'a pas atteint ; mais c'est tout. Comme elle est incapable de conserver le souvenir de l'effort nécessité, aussitôt qu'une nouvelle occasion se présente, elle ne peut mieux indiquer qu'elle ne l'a fait une première fois, la force qu'il y a lieu d'employer et ne sait encore que montrer ce qu'il y a de trop ou de trop peu dans la contraction, mais nullement la diriger. Chez l'enfant qui s'instruit, il n'en est pas ainsi : la vue montre la faute, mais le ganglion de la musculation, qui a enregistré l'effort, permet de la modifier par comparaison ; et quand une occasion nouvelle se présente, le cerveau n'a qu'à faire appel au ganglion musculaire pour connaître la somme de force qui convient. Chez l'ataxique, grâce à la longueur de la maladie, le ganglion perd peu à peu le souvenir, et la lésion, chaque jour plus complète, des conducteurs chargés de lui amener la sensation musculaire, empêche que la vue puisse lui rendre le service qu'elle rend à l'enfant.

Si nous passons à la forme paralytique que M. Duchenne appelle *paralysie de la sensibilité musculaire et articulaire*, nous voyons que ces malades parmi lesquels nous rencontrons des paraplégiques, des hémiplégiques, des paralytiques des espèces les plus diverses, accusent un symptôme commun : inconscience du mouvement qu'on imprime ou qu'ils impriment eux-mêmes à leurs membres, inconscience des poids qu'on leur fait supporter. De plus, ils marchent difficilement les yeux fermés ou se servent mal du bras, selon que la lésion porte sur les membres inférieurs ou supérieurs. Ils ne sont jamais complètement anesthésiés, si nous en croyons Landry, auquel nous renvoie M. Duchenne. Les yeux ouverts, ils se servent très-convenablement de leurs membres, atteignent le point précis qu'on leur indique, non pas aussi bien peut-être que celui chez qui le sens musculaire est demeuré intact, mais infiniment mieux que ne peut le faire un ataxique. D'où M. Duchenne déclare que deux maladies aussi dissemblables ne peuvent trouver leur source dans la même cause. Il est évident que l'étiologie, la marche, le pronostic de ces maladies sont tout différents; cependant, la lésion du sens musculaire suffit à nous rendre compte dans les deux cas du désordre des mouvements. On remarque combien dans cette dernière maladie ce désordre est peu de chose; le malade n'a pas conscience des mouvements qu'on fait exécuter à ses membres et des contractions qu'y provoque l'électricité; d'autre part, il n'éprouve une véritable difficulté dans les mouvements qu'il exécute que quand il est privé de la vue. Ces malades sont ceux chez qui la sensation musculaire est récemment abolie; ce sont des malades dont l'affection n'est pas ancienne. Le ganglion de la musculation conserve encore suffisamment le souvenir des efforts passés, pour que *la vue aidant*, il soit possible de provoquer des contractions calculées: en second lieu, la loi de l'habitude exerce encore sur la moelle toute sa puissance. Les sensations musculaires au-dessous du point lésé, chez beaucoup de ces paraplégiques, continuent de déterminer les actions réflexes correspondantes et les mouvements demeurent à peu près coordonnés, l'équilibre est maintenu, la station et la marche sont encore possibles. On demandera alors à quoi sert la vue, si ces malades ont conservé le pouvoir d'adapter l'effort nécessaire à une situation donnée, et comment l'absence de la vue suffit à déterminer le désordre? C'est que la vue sert précisément à indiquer au malade la situation. Grâce au souvenir des efforts musculaires antérieurs, il sait que pour franchir avec le pied ou la main une certaine distance, il faut un effort correspondant. Mais s'il ne voit pas, ou s'il ignore la distance qu'il doit franchir, il se pourra qu'il dépasse le but, ou qu'il reste en deçà. Si, chez ces malades, le tact, la calorition demeuraient parfaits, il est très-probable que, même dans l'obscurité, le désordre des mouvements serait

moins considérable ; mais la sensibilité cutanée, sans jamais être complètement abolie, est toujours plus ou moins
atteinte, et le malade, déjà privé des sensations de résistance et de poids, se trouve manquer des éléments nécessaires pour préciser ses contractions. Il n'y a, suivant
nous, entre ces malades et les ataxiques, quant à la paralysie du sens musculaire, qu'une différence de durée avant
tout, et secondairement, peut-être une différence dans la
nature et l'étendue de la lésion.

Quant à la *paralysie de l'aptitude motrice indépendante de
la vue*, nous nous empressons de reconnaître avec M. Duchenne, combien est bizarre ce cas de pathologie. Mais, la
pathologie de l'hystérie a fourni tant d'étrangetés, que rien
de ce qu'on y rencontre ne peut plus surprendre et qu'on
pourrait ajouter foi à des phénomènes plus extraordinaires
encore, s'il est possible. Le nom même que M. Duchenne
a donné finalement à cette variété nosologique, montre
combien il se garde de l'interpréter. Il constate simplement que l'on rencontre parfois certains malades, mais
principalement des hystériques, chez qui le mouvement
est absolument impossible, quand la vue ne concourt pas
à le diriger. Dans les observations de M. Duchenne,
comme dans les deux observations de M. Lasègue (Arch.
gén. de médecine, avril 1864), ces malades sont *absolument*
anesthésiques. Elles n'ont aucune conscience de la position de leurs membres autrement que par la vue. Ni le
tact, ni la calorition, ce qui se rencontre chez d'autres
malades, ne les renseignent à cet égard. Leurs membres
sont comme s'ils n'existaient pas. Si l'on prive ces malades de la vue et qu'on leur ordonne de faire mouvoir le
membre anesthésié, le membre demeure immobile. M. Duchenne eut d'abord pensée que l'anesthésie absolue était
la condition expresse du phénomène : « Mais, dit-il, je vis
un bon nombre d'anesthésiques, dont la sensibilité était

complètement abolie, et qui cependant pouvaient mouvoir leurs membres sans les regarder. »

Quoi qu'en pense actuellement M. Duchenne, nous persistons à croire que sa première interprétation est la bonne. L'anesthésie complète nous semble une condition suffisante pour expliquer le phénomène ; nous pensons que, pour remuer un membre, il ne suffit pas de vouloir le remuer. Il faut au juste savoir dans quelle situation se trouve le membre ; s'il est dans l'abduction ou l'adduction, l'extension ou la flexion. A cette condition, il est possible de juger quelles contractions sont nécessaires, quelles autres inutiles ou nuisibles; à défaut du sens musculaire et de la vue, le tact, la calorition peuvent fournir ces renseignements ; mais, si eux-mêmes sont abolis, nous ne voyons pas sur quels éléments pourra se régler le cerveau, pour ordonner un mouvement. On nous dira que l'enfant naissant, comme nous l'avons montré nous-même, se trouve plongé dans la même ignorance, et que chez lui le désir se traduit du moins par l'agitation. Pourquoi, dès lors, cette immobilité chez les hystériques? Nous répondrons que l'enfant n'est pas privé de sa sensibilité, et que cela rend les deux situations non comparables. Nous dirons ensuite que dans l'une au moins des observations de M. Lasègue, la malade agitait confusément le côté du corps correspondant au membre qu'elle voulait faire mouvoir. Ce qui nous porte à nous en tenir à la première interprétation de M. Duchenne, c'est que l'une des malades de M. Lasègue, chez qui la sensibilité tactile était respectée dans quelques points de la tête, recouvrait la motricité disciplinée de ses doigts quand on les lui plaçait sur ces parties. Le cerveau de cette hystérique était renseigné sur la situation de ses doigts et de sa main par l'impression qu'ils produisaient sur la peau de la tête, et cela lui suffisait pour diriger ses mouvements. Faut-il créer à

cette occasion une *aptitude motrice indépendante du tact?*
D'ailleurs, M. Duchenne ne repousse cette interprétation
que parce qu'il a rencontré plus tard des malades complètement anesthésiques, suivant lui, qui n'offraient pas
cette particularité. Quelque respect que nous ayons pour
l'affirmation d'un observateur aussi parfaitement consciencieux, il nous permettra de ne pas nous déclarer satisfaits. M. Duchenne n'admet pas plusieurs sens dans le
toucher; lorsqu'il trouve une des sensations abolies, il
croit volontiers que toute sensibilité est éteinte. Or, si l'on
songe que l'on a affaire ici à des malades chez qui rien
n'est plus commun que l'abolition d'une ou de plusieurs
sensations alors que les autres demeurent intactes, on
sera porté à croire que M. Duchenne a pu parfois se
tromper.

Enfin, et c'est par-là que nous terminons, nous ne pouvons avoir la prétention d'interpréter quand même, et, sur
ce point spécial, nous abandonnons volontiers notre hypothèse, si elle est réellement en contradiction avec les
faits. Nous ne saurions nous montrer plus hardis que
M. Lasègue qui, après les deux observations si remarquables qu'il a publiées, se borne à cette conclusion : «Ce qui
manque à ces malades, c'est tantôt le sens instinctif et initial en vertu duquel nous opérons un mouvement en con-
formité avec notre vouloir, et tantôt le sens secondaire
qui nous avertit que les choses se passent comme il entrait
dans nos intentions. »

Nous ne nous arrêterons pas davantage sur ces désordres de la motilité, coïncidant avec une parfaite intégrité
de la force, et que peut seule expliquer la présence d'un
sens musculaire. Les trois cas que nous avons envisagés
avec M. Duchenne et que nous nous sommes efforcés d'interpréter, montrent assez le parti que l'on peut tirer de
cette hypothèse dans la physiologie pathologique des mou-

vements. Ce ne sont pas certainement les seuls cas qu'on puisse rencontrer ; mais tous s'en rapprochent plus ou moins, et il suffira d'appliquer à chacun d'eux, en particulier, les principes dont nous nous sommes servis, pour trouver la clef des phénomènes qui paraissent d'abord les plus étranges.

IV.

Ce qui nous resterait à dire du *sens musculaire* et des applications qu'on en peut faire à la pathologie nous entraînerait beaucoup au delà de ce que comporte cette thèse. Nous ne pouvons donc faire autre chose que d'appeler l'attention sur quelques-uns des points où cette hypothèse nous paraît susceptible de rendre service, en fournissant *peut-être* l'interprétation de maladies qui ont jusqu'ici flotté dans les nosologies médicales, sans y trouver la place qui leur appartient.

Au premier rang nous placerons le *rhumatisme*. Tous les auteurs conviennent que le rhumatisme est une affection spéciale : «Le siége multiple, dit Grisolle, la mobilité extrême, l'irrégularité de la marche, la persistance de la fièvre, indépendamment de tout symptôme local, les résultats négatifs fournis presque toujours par les autopsies... conduisent à admettre que le rhumatisme, qu'il soit ou non accompagné d'accidents inflammatoires, est une affection d'une nature spéciale, une affection *sui generis*, qui doit avoir une place à part dans le cadre nosologique, et qu'il faut dans tous les cas distinguer, en théorie comme en pratique, des phlegmasies franches ou vraies. » M. Audiffrent fait du rhumatisme une maladie qui affecterait principalement l'appareil de la musculation, et accessoirement ceux de la calorition et de l'électrition.

Quelles que soient les formes que revête la maladie, il

n'est pas discutable qu'on ait toujours devant soi un même principe, une même cause, une même diathèse. En effet, que ce soit l'*état rhumatismal*, forme essentiellement apyrétique, chronique, aussi durable que la vie elle-même, qu'il n'abrège guères, ou bien le *rhumatisme aigu* principalement articulaire, qu'accompagne un appareil fébrile parfois très-prononcé, forme très-douloureuse et dangereuse, l'influence des mêmes causes atmosphériques plus ou moins intenses et prolongées, des mêmes prédispositions individuelles plus ou moins accusées, ont amené l'une ou l'autre des maladies. Elles s'attaquent à des tissus non absolument semblables, mais dont les fonctions sont très-voisines et dont la sensibilité est identique, comme Bichat lui-même l'a parfaitement remarqué. Le nom de *rhumatisme articulaire* ne doit point nous égarer : c'est bien moins l'articulation qui est atteinte que les tissus fibreux, ligaments et tendons qui l'environnent. Les autopsies n'ont jamais démontré l'inflammation articulaire proprement dite. Grisolle la nie absolument et Trousseau déclare que la fluxion ne laisse d'autres traces de son passage dans l'articulation qu'un léger épanchement synovial, que peut aussi bien expliquer le voisinage des parties atteintes.

Le rhumatisme s'attaque aux sujets qui se sont exposés au froid humide : « L'action du froid, dit Trousseau, surtout lorsque la surface du corps est couverte de sueur, est une cause déterminante très-fréquente de la diathèse rhumatismale. A l'hôpital, lorsque vous interrogez nos malades, ils vous répondront presque tous qu'ils ont été saisis par le froid, soit pendant leurs durs labeurs, soit au moment où ils venaient de cesser de travailler. Les uns vous feront remarquer qu'ils ont été exposés à un courant d'air et qu'ils ont senti le froid envelopper tout leur corps. Les autres vous diront qu'ils ont senti l'action du froid en passant d'un milieu chaud dans un milieu froid et humide. » On l'observe aussi, ajoute M. Audiffrent, chez les individus qui vivent au fond des mines ou à des altitudes très-élevées, chez ceux qui travaillent dans les appareils où la pression est considérablement augmentée. On sait combien les douleurs des rhumatisants s'exagèrent sous l'influence des variations atmosphériques, qu'elles portent sur la pesanteur, sur la chaleur ou sur l'électricité.

Dans le phénomène initial du refroidissement, le sens qui paraît devoir être principalement atteint est celui de la calorition ; cependant, presque toujours, la musculation ne l'est pas moins. Si l'on veut tenter soi-même cette expérience si simple, de tremper l'un de ses membres ou la tête dans une eau très-froide, et si l'on se donne la peine d'analyser la sensation qui en résulte, on reconnaîtra aisément que cette sensation pénible est bien plus une sensation profonde, contusive, musculaire en un mot, qu'une sensation de froid. Celle-ci n'en existe pas moins, mais elle est dominée par l'autre. On peut expliquer cela de deux façons : ou bien le froid agit sur les muscles comme un excitant à la façon de l'électricité et provoque un état de contraction générale, ce que démontre assez bien la roideur du membre en expérience et ce que l'on retrouve dans les crampes si fréquentes chez les nageurs ; ou bien, il se peut, et c'est l'explication qui paraît la plus plausible à M. Audiffrent, que le sang chassé de la surface cutanée se porte vers les masses musculaires profondes et y détermine en s'y accumulant un état de tension qui donne lieu à la sensation correspondante. Quoi qu'il en soit, cette sensation prolongée ou fréquemment répétée chez un sujet *prédisposé*, dont les appareils des sens du toucher et principalement celui de la musculation sont facilement surexcitables, déterminera un état maladif d'un nombre variable de ces appareils et constituera soit le rhumatisme chronique, soit le rhumatisme aigu, principalement articulaire, suivant la violence de l'impression et l'état de prédisposition du sujet.

Dans l'état rhumatismal proprement dit, essentiellement chronique et apyrétique, cette hyperesthésie morbide des appareils de la *musculation* et des autres appareils de *calorition* et d'*électrition*, ne se créant qu'à la longue, n'atteint jamais du premier coup qu'un petit nombre d'entre eux. La maladie se borne le plus souvent à quelque groupe musculaire, qu'elle abandonne plus tard pour un autre; elle est voyageuse et revient toujours volontiers aux parties précédemment atteintes; mais elle est plus gênante que dangereuse. En dehors de cet état hyperesthésique des appareils sensoriels, qui s'étend évidemment jusqu'au ganglion, et qui doit laisser dans ces appareils des traces pathologiques, le rhumatisme n'apporte guère d'autres troubles dans l'économie que quelques désordres dans la nutrition du muscle. Nous ne voyons dans ces désordres qu'une *action réflexe de la sensation musculaire sur la nutrition*. Si l'on songe que la sensation musculaire détermine réflexement une excitation des cellules antérieures, et que celles-ci, s'il faut en croire les savants les plus autorisés, contiennent, en même temps que des cellules de contraction, des cellules de nutrition, l'excitation réflexe de ces dernières doit produire des modifications nutritives dans les parties correspondantes, qui sont les muscles, et donner lieu aux divers états dans lesquels on les a rencontrés.

Nous ne voyons pas d'autre explication aux phénomènes plus compliqués du *rhumatisme articulaire aigu :* les fluxions, les œdèmes, les épanchements que l'on remarque dans les régions articulaires atteintes ne seraient que des désordres amenés par l'action réflexe nutritive. Dans cette forme redoutable, où l'ensemble des appareils de la musculation est atteint, la réaction cérébrale ne se fait pas attendre : la fièvre et son cortége, les sueurs profuses sont les phénomènes des premières heures. Ce sont les régions articulaires, si riches en tissu fibreux, les séreuses des viscères, la membrane qui enveloppe le cœur, celle qui le tapisse intérieurement, qui sont frappées. Pourquoi, dans ce cas, est-ce le tissu fibreux, dans le précédent, le tissu musculaire qui est plus particulièrement atteint? Doit-on attribuer à l'intensité de la maladie cette différence de siége, ou faut-il croire que quelque condition du problème nous échappe? Nous répondrons que ces deux tissus, au point de vue de la sensibilité, nous semblent identiques, que les mêmes nerfs sensitifs doivent par conséquent s'y rencontrer, que l'intensité de la maladie peut être pour quelque chose dans la différence du siége, et qu'enfin nous ne saurions nous flatter de tout expliquer.

Trousseau, avec son admirable sagacité, a reconnu la coïncidence fréquente du rhumatisme et de la chorée. M. Audiffrent donne de ce phénomène une explication très-acceptable : il attribue la chorée à un état de surexcitation des cellules de la substance grise antérieure de la moelle chez des sujets prédisposés, auquel viendrait se joindre une certaine altération des fonctions de la sensibilité musculaire. Ces deux causes réunies produiraient à la fois l'agitation continue et le désordre des mouvements chez ces *infatigables* malades. D'autre part, l'excitation prolongée des appareils de la musculation, par le fait de contractions incessantes, amène chez eux cette hyperesthésie maladive, qui constitue précisément le rhumatisme. Dans le cas où le rhumatisme précède la chorée, il suffit d'intervertir les rôles pour avoir l'explication du phénomène. L'excitation prolongée des cellules postérieures de la moelle amène *réflexement*, à la longue, un état analogue des cellules antérieures qui constitue la chorée.

Dans l'état choréique constitué, on peut retrouver l'influence constante de la sensibilité musculaire qui, sans cesse provoquée, provoque à son tour, et contribue à entretenir la maladie. On tombe ainsi dans une sorte de cercle vicieux. On pourrait montrer de même l'importance du rôle de la sensibilité musculaire dans certains états pathologiques, tels que la *paralysie agitante*, la *paralysie sénile*, etc.

Il existe un état nerveux qui a de tout temps attiré l'attention des pathologistes, mais dont la cause est demeurée jusqu'ici profondément inconnue : nous voulons parler du *vertige*. Trousseau, qui l'a parfaitement décrit, l'attribuant à un état maladif de l'estomac, l'appelle *vertigo a stomaco læso*, ou encore *vertige stomacal*, nom donné par M. Blondeau. Cependant, il ne se fait pas illusion, et il se demande, en voyant que la plupart des affections du système nerveux entraînent des désordres gastriques, si ces désordres qu'il constate dans le vertige, ne seraient point un effet au lieu d'être une cause. Le *vertige* est cet état particulier qui s'empare plus ou moins brusquement des personnes qui y sont sujettes, qui se caractérise par une subite défaillance, l'impossibilité de conserver son équilibre, un sentiment de vide dans la tête ou une constriction horriblement pénible des tempes ; la sensation que tout ce qui environne tourne autour de vous, ou que vous tournez sur vous-mêmes avec une rapidité vertigineuse, ou que vous êtes irrésistiblement entraînés vers un précipice qui s'entr'ouvre sous vos pas, etc. Les vieillards menacés d'apoplexie, les adultes sous l'influence de certaines congestions encéphaliques, les convalescents dont tous les organes, et particulièrement les organes du système nerveux, sont dans un état constant d'éréthisme, les anémiques et les chlorotiques qui sont dans le même état, les personnes chez qui la frayeur ou la peur détermine la stupeur momentanée de certaines parties des centres nerveux, sont les victimes ordinaires de cette maladie.

M. Audiffrent attribue le vertige à un état pathologique du *ganglion de la musculation*. Nous n'avons pas à revenir ici sur le rôle des ganglions; celui de la musculation a une importance que chacun comprendra en se rappelant ce que nous avons dit de la physiologie des mouvements : il est l'intermédiaire indispensable chargé de nous renseigner sur la façon dont sont remplis les ordres de la volonté. Sans lui, nulle appréciation de l'effort, de la pesanteur, de la résistance; impossibilité de coordonner les mouvements.

Que l'organe de cette fonction de premier ordre, par une cause ou une autre, soit subitement frappé d'impuissance, et son absence imprévue va jeter dans le désordre que l'on sait toutes les fonctions qui en dépendent. Le cerveau pris à l'improviste ne sait plus ordonner des mouvements dont la combinaison exige la mémoire des efforts passés ; il est plongé, comme cela a lieu toutes les fois que l'unité est subitement rompue, dans une sorte de stupeur; le malade qui ne perçoit plus la résistance du sol, qui n'apprécie plus l'étendue de ses mouvements, prend une allure chancelante; les objets tournent autour de lui, parce que les muscles de l'œil ne peuvent maintenir la convergence des axes oculaires; à un plus haut degré, la vue même se voile, et le malheureux perdant connaissance, s'affaisse sur lui-même. Mais cet état, qui dénote l'abolition complète de la fonction ganglionnaire, est souvent précédé de manifestations qui témoignent de l'état d'excitation aiguë dans lequel est plongé l'organe. Ce sont des contractions musculaires qui soulèvent l'estomac, provoquent les nausées ou les vomissements, et déterminent dans les muscles une tension toute particulière qui amène la *courbature*. L'excitation exagérée du ganglion musculaire réagit sur l'organe incitateur des mouvements placé dans le cerveau, comme les cellules sensitives de la moelle réagissait réflexement sur la cellule motrice.

Chez les personnes dont le ganglion est dans un état de surexcitation constante, la moindre fatigue suffit à déterminer le vertige. Les mouvements rapides des yeux obligés de passer d'un objet à l'autre, ou même le travail de la digestion, deviennent des causes déterminantes. Trousseau cite une dame que la vue seule des promeneurs qui passaient devant elle, ou d'une voiture lancée un peu rapidement, plongeait dans le vertige. Tout le monde n'a-t-il pas plus ou moins ressenti cette impression pénible du vertige naissant, après une visite dans un musée, où l'action continue des muscles oculaires, finit par déterminer une fatigue atroce? Le vertige, consécutif à cette sensation que l'on éprouve en contemplant le vide au-dessous de soi, est déterminé par un sentiment d'effroi, qui plonge dans la stupeur certaines parties des centres nerveux.

Trousseau, à propos du vertige, note en passant l'étymologie du mot nausée : *naus*, vaisseau. La nausée, le vertige sont proches parents du *mal de mer*. Dans le *mal de mer*, le ganglion musculaire surmené plonge le patient dans un état comparable au vertige, après une période d'excitation musculaire trahie par les vomissements et la courbature. Un sol mouvant, qui exige une restauration incessante de l'équilibre ; un milieu dont la résistance varie à tout instant, puisque le navire qui gravit la vague avec tant de lenteur, va la descendre avec une prodigieuse vitesse ; l'impossibilité d'arrêter sa vue sur des objets qui fuient toujours, amènent à la longue cette série de phénomènes affreusement pénibles qui constituent le *mal de mer*, et qui jettent finalement celui qui en est atteint dans un état de résolution et d'insensibilité telles, que l'instinct de la conservation est perdue, et que le malheureux demande comme un service qu'on le jette à la mer ou qu'on le débarrasse de la vie.

Nous voudrions, avant de clore ces quelques considérations spéciales à la *musculation*, appeler l'attention sur certains phénomènes très-bien étudiés, et relatés par les médecins aliénistes, et dont l'explication nous semble facile si l'on admet notre théorie des ganglions. Nous voulons parler des *hallucinations musculaires*.

Les recueils de pathologie mentale sont riches de faits, en ce qui concerne les hallucinations de la vue et de l'ouïe; ils le sont beaucoup moins en ce qui regarde les hallucinations du goût et de l'odorat, quoiqu'on en rencontre çà et là, mais ils sont tout à fait pauvres en hallucinations du toucher. Cependant, il faut en excepter la partie qui concerne les hallucinations musculaires; on les rencontre très-fréquemment, et ce ne sont point entre toutes les moins curieuses. Les auteurs les rangent dans les hallucinations tactiles, faute d'autre place; car rien ne ressemble moins à une sensation tactile que ces sortes d'hallucinations.

Sous l'influence d'un trouble cérébral plus ou moins violent, les ganglions sensitifs peuvent être jetés eux-mêmes dans un état de surexcitation extraordinaire. Ce qui, dans l'état normal, n'est que le souvenir d'une sensation antérieure, peut atteindre alors la puissance d'une sensation actuelle et présente; le malade perçoit avec la vivacité de l'impression première, des impressions ensevelies depuis longtemps parfois dans les profondeurs de son ganglion. Le cerveau va les y chercher pour les faire servir à ses conceptions délirantes, et baser eur elles ses idées de persécution ou de grandeur. Mais, l'halluciné n'est pas toujours atteint de folie; il en est qui se rendent parfaitement compte de leurs hallucinations, et, dans ce cas, il faut croire à un état pathologique spécial au ganglion. Les exemples de ce dernier état sont des plus nombreux. Enfin, il est des cas où le malade n'est pas fou, mais où le cerveau, attaché tout entier à une idée, s'isole momentanément du monde extérieur, et dans cet état peut rappeler les sensations passées avec une telle force et une telle précision, que le degré de l'hallucination est atteint.

Les hallucinations musculaires se rencontrent dans les trois états : elles sont fréquentes chez le fou ; elles le sont moins chez le simple halluciné ; enfin, elles ne sont pas rares dans l'extase.

L'hallucination musculaire ne saurait différer de la sensation musculaire. C'est la sensation du poids, de la résistance, de l'effort, du jeu des muscles, etc. Le malade croit porter un fardeau, marcher, bondir, voler, soutenir une lutte ; il ressent la fatigue ; il se croit lourd ou incomparablement léger ; il sent ses membres s'étirer, s'allonger ; il croit gonfler ; il est serré dans une ceinture de fer ; on lui presse la tête dans un étau, etc.

Des maniaques, raconte M. Baillarger, se croient si légers, qu'il leur semble que leurs pieds touchent à peine le sol. J'ai connu, entre autres, une femme qui souvent se sentait enlevée de terre par une main invisible. J'ai vu des vaporeux, dit Cabanis, qui se trouvaient si légers, qu'ils craignaient d'être emportés par le moindre vent.

Dom Calmet a cité plusieurs faits de ce genre. Un bon religieux s'élevait quelquefois de terre, « et demeurait suspendu sans le vouloir, sans y tâcher, et cela à l'occasion d'une image de dévotion qu'il voyait, ou de quelque raison qu'il entendait. » Le même auteur a vu une religieuse à laquelle il est souvent arrivé, malgré elle, d'être ainsi enlevée à une certaine distance de terre. « Ce n'était, ajoute dom Calmet, ni par son choix, ni par l'envie de se distinguer, puisqu'elle en avait une véritable confusion. » Nicole parle aussi, dans ses lettres, d'une religieuse, nommée Séraphine, qui s'élevait de terre avec tant d'impétuosité, que cinq ou six de ses sœurs avaient peine à la retenir.

M. Baillarger a vu, à la Salpêtrière, une femme aliénée qui croyait souvent s'élever dans les airs. Tout d'un coup on la voyait se coucher, faire de profondes inspirations, gonfler ses joues, se redresser peu à peu en élevant les bras en l'air, et après avoir cru planer un instant, redescendre et recommencer.

Mme Guyon était si gonflée par la grâce, raconte encore M. Baillarger, que ses robes et même sa peau se déchiraient : « Dans un excès de plénitude, dit-elle, une comtesse me délaça charitablement pour me soulager, ce qui n'empêcha pas que mon corps ne crevât des deux côtés. » Quand elle communiquait la grâce aux personnes qui l'entouraient, elle éprouvait une sensation opposée : peu à peu elle se sentait comme débarrassée. » (!)

M. Brierre de Boismont relate, en nombre considérable, ces sortes d'hallucinations :

« Mathews (obs. de Haslam) se croyait le martyr d'une troupe de misérables... Tantôt ils lui serraient fortement les fibres de la langue ; d'autres fois, ils lui mettaient des pierres dans la vessie, ou lui faisaient entrer à volonté des idées qui flottaient à l'aventure dans sa tête ; ils le serraient au point de l'étouffer ; lui introduisaient de force des gaz sous le crâne ; lui allongeaient le cerveau ; lui distendaient les nerfs. »

Il ne faut pas oublier Berbiguier, qui croyait que les farfadets allaient et venaient continuellement sur son corps, s'appuyaient sur lui pour le fatiguer et l'obliger à s'asseoir, et leur pesanteur était quelquefois telle qu'il croyait étouffer.

Le cauchemar offre fréquemment ce genre d'hallucination :

«Un écrivain distingué croyait alors voltiger dans les
airs ; nous l'avons vu dans ses accès poussant des cris
inarticulés, les cheveux hérissés, la figure peignant l'effroi ; lorsqu'il commençait à parler, il disait : «Quelle
chose étrange ! Je vole comme le vent ! Je rase les préci-
pices, les montagnes ! » Plusieurs secondes après son ré-
veil, il s'imaginait encore planer dans l'espace.

«Une espèce de cauchemar que nous avons souvent
observé, consiste dans la sensation de voler à ras de terre ;
on se sent emporté avec une rapidité extrême, mais l'en-
nemi ou le danger qu'on fuit à tire d'aile vous poursuit
avec la même vitesse, toujours prêt à vous atteindre. L'in-
quiétude vous réveille, et vous vous trouvez fatigué comme
si vous veniez de faire une longue course » (Brierre de
Boismont).

Tous les enfants se sont sentis réveillés dans leur sommeil par la secousse que cause une chute subite au fond d'un
précipice. C'est un cauchemar des plus fréquents. Le rêve,
d'ailleurs, diffère peu de l'hallucination. L'extase donne
souvent lieu aux hallucinations musculaires : Jean Engel-
brecht, sainte Thérèse, saint Jérôme et deux des observations que nous avons citées plus haut, et qui sont empruntées à Dom Calmet, en sont de remarquables exemples.

Le Dr Sémerie a présenté, de ces faits intéressants, un
tableau très-complet dans un article publié par la *Gazette
hebdomadaire* de l'année 1863.

CONCLUSIONS.

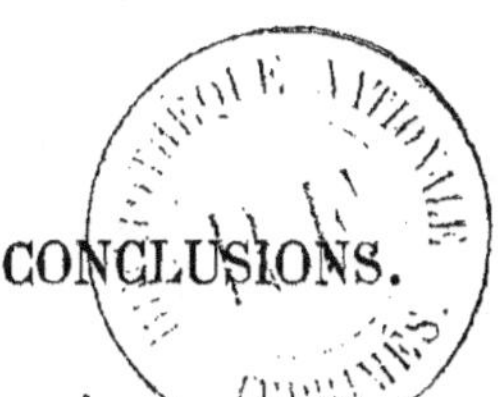

Nous ne pousserons pas plus loin cette étude.

Sans nous flatter que notre argumentation soit suffisante, nous croyons cependant avoir contribué à démontrer les points suivants :

1° Qu'il y a plusieurs sens dans le toucher.

2° Que nos connaissances actuelles en physiologie et anatomie ne contredisent point cette assertion ; qu'elles l'appuient même dans une certaine mesure.

3° Que ces sens sont au nombre de quatre :

> Le tact;
> La musculation ou sens musculaire ;
> La calorition ;
> L'électrition.

4° Que la douleur et le chatouillement ne méritent pas d'être élevés au rang des sens.

Dans les quelques pages que nous avons consacrées spécialement à la *musculation*, nous nous sommes efforcés de démontrer son importance dans l'explication des phénomènes pathologiques et physiologiques.

TABLE DES MATIÈRES.

A. PARENT, imprim   r de la Faculté de Médecine, rue Mᵣ-le-Prince, 31.

DES
QUATRE SENS DU TOUCHER

ET EN PARTICULIER

DE LA

MUSCULATION OU SENS MUSCULAIRE

PAR

Paul DUBUISSON,

Docteur en médecine de la Faculté de Paris.

———————

PARIS

ERNEST LEROUX, LIBRAIRE-ÉDITEUR

28, rue Bonaparte, 28.

1874

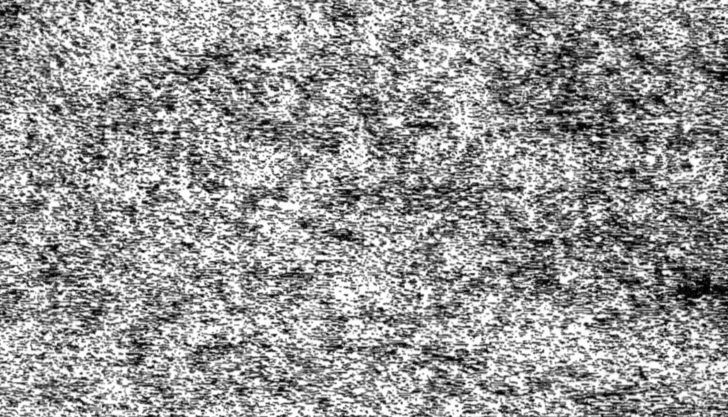
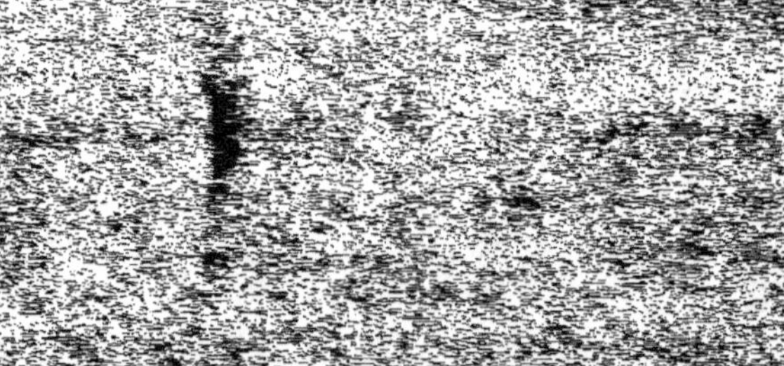
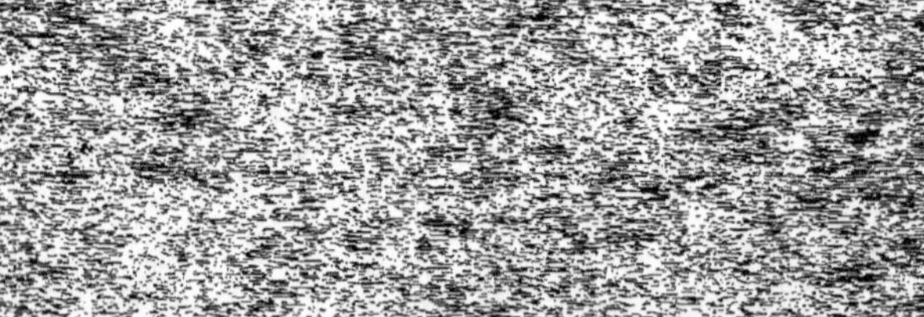